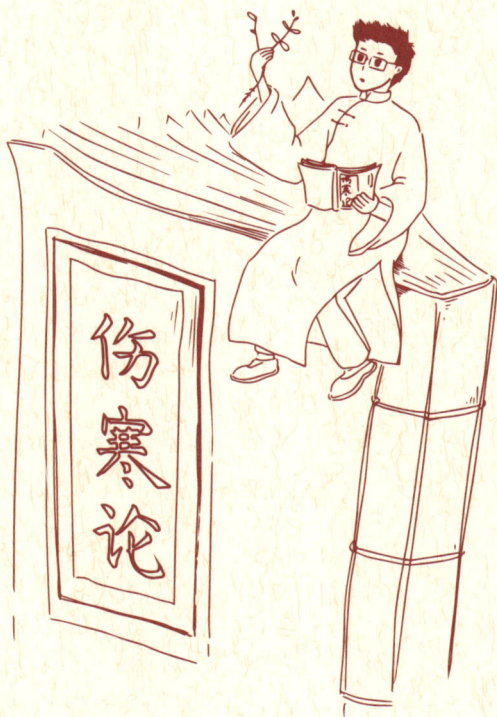

伤寒论

the Scientific Code of
Traditional Chinese Medicine

中医的科学密码

梅之凌 著

全国百佳图书出版单位
中国中医药出版社
·北 京·

图书在版编目（CIP）数据

中医的科学密码 / 梅之凌著. --北京：中国
中医药出版社，2025.6（2025.11重印）
ISBN 978-7-5132-9438-6

Ⅰ. R2

中国国家版本馆CIP数据核字第2025UL7437号

中国中医药出版社出版

北京经济技术开发区科创十三街 31 号院二区 8 号楼
邮政编码　100176
传真　010-64405721
山东临沂新华印刷物流集团有限责任公司印刷
各地新华书店经销

开本 787×1092　1/32　印张 7.5　字数 114 千字
2025年6月第1版　2025年11月第 2次印刷
书号　ISBN 978-7-5132-9438-6

定价　58.00元
网址　www.cptcm.com

服 务 热 线　**010-64405510**
购 书 热 线　**010-89535836**
维 权 打 假　**010-64405753**

微信服务号　**zgzyycbs**
微商城网址　**https://kdt.im/LIdUGr**
官 方 微 博　**http://e.weibo.com/cptcm**
天猫旗舰店网址　**https://zgzyycbs.tmall.com**

如有印装质量问题请与本社出版部联系（010-64405510）
版权专有　侵权必究

自序

十三年前，我从学校的行政管理部门转岗到学院的伤寒教研室，当了一名专职教师，教授的课程是中医古代医籍《伤寒论》。同时，我也在学校附属的门诊部国医堂出诊，从事临床工作。

由于当时的我年资尚浅，看起来不像"老中医"，因此，门诊时来找我看病的人并不多。在坐"冷板凳"的日子里，我开始琢磨该如何突破困局。渐渐地，我有了自己的研究思路。

当时我观察到一个现象，大部分的医生都把主要精力花在临床看病上，对于养生防病却较少研究。

我想，既然那些医生较少研究养生理论，我何不在这方面下点功夫，或许会有收获。而且，我之前在生活中就很重视养生，正好可以借此机会把我的养生实践和理论研究结合起来，实现理论与实践的相互印证。

刚开始研究养生的时候，我也和大部分人一样，认为养生只要规律作息、吃吃药膳、打打八段锦、练习太极拳之类就可以了。后来，我逐步认识到，养生不仅包含上面说到的那些内容，它还要体现人与人之间的个体化差异。因为每个人的体质都有各自的特殊性，只有把人的体质状态辨识清楚了，才能制订出个性化的养生方案。

随着时间的推移，我在研究体质状态辨识的过程中，发现了一个问题——中医理论和西医理论对于疾病的分类，以及各类疾病发生原理的认识有所不同。这种不同让人难以给出一份可以获得普遍共识的人体状态解读报告，更别提采取相对统一的疾病预防和治疗措施。

例如，甲去医院体检，报告显示身体指标一切正常。从报告来看，甲的身体状况符合西医理论的健康标准，并不需要进行防病干预。但从中医的角度来看，甲的眼周发暗，其手腕的桡动脉紧张度高，这些体征提示甲的体内存在阳虚水停、肝气横逆的病理状态。也就是说，甲的身体其实已经处于体质异常的状态中，他的体内正在发生病变，需要进行临床干预来减缓其病情的进展。

两种医学理论对同一人体的认识为何会有这种差别，原因在哪里？到底是中医学的理论有误，还是西医学的理论不够完善？我在课堂教学和临床实践中经常思考这个问题。

为了找到答案，我在临床中开始采取中西医结合的方式为患者诊断，并为患者提供中医治疗方案。同时，我细心观察那些患者在使用各类西药后的反应，并谨慎做出自己的推理和判断。

我在门诊看病的时候，不仅观察患者的气色，给患者诊脉，详细询问其发病经过，还给患者体检，查看其身体特征。另外，我在分析病情时，是把患者的身体作为一个整体来看待，去除分科思维，重点关注患者全身症状和体征之间的相互关联性，希望能够找出这些症状和体征背后隐藏的根本病因。

功夫不负有心人。随着临床观察和治疗实践的进行，结合长时间的思考，我发现可以把中医理论和西医理论融合起来，形成一套更加完整的医学理论体系。这或许就是有些学者提出的"新医学"。

为了能够让更多的人认识和理解中医理论和西医理论融合后的新医学体系，我选择将循环系统作为"桥梁"，来实现中医理论和西医理论的融合。我首次提出"高脉管压力综合征"和"储备血管张力"等新病名和新概念，为新医学体系的构建打下基础，提供融合范例。

中医理论虽然创立的时间很早，但并不意味着其已经过时。从临床实践中的大量有效案例来看，中医理论有着巨大的临床价值，在保障人民身体健康这一领域起到不可替代的作用。

有些国人因为不理解中医理论，或者受到"中医不科学"等说法的影响，对中医诊疗方法不够信任，未能充分利用中医诊疗手段进行养生保健和疾病治疗，实为可惜。一部分从事西医临床工作的同行，也因为对中医理论的不了解，质疑中医理论的科学性，这阻碍了他们在临床中利用中医诊疗手段为患者治病防病。在我看来，这在一定程度上增加了医疗资源的融合协作难度，可能影响医疗服务的效果。

正因于此，我希望能够把中医理论和西医理论融合起来，各取所长，形成一套新医学体系。这套新医学体系以中医理论发现的系统规律作为框架，以西医学的研究成果作为血肉，组合而成。新医学体系虽然脱胎于中医理论和西医理论，但它和原有的两套医学理论有所不同，其具备独有的生命力，或将成为我国未来医学理论的发展方向。它是我个人在基础医学领域的一次创新尝试，这种尝试还可能为我国推进文化自信提供医学领域的素材和范本。

我希望所有的医务人员都能够同心同德、各就各位、资源互通、相互配合，这样不仅能够为人民提供更好的医疗服务，还能为国家节约医疗成本，为实现"健康中国"的目标贡献力量。

本书在阐述中医科学性的过程中，主要运用的是总结归纳和逻辑推理的方法，在理论严谨性和表述准确性方面有所欠缺。希望各位读者在阅读本书时，能够去粗取精，包容我在理论推导和文字表述方面的不足之处。

在这里，我首先要感谢的是我的硕士生导师、福建省名中医张喜奎教授和师母王旭丽女士。在我探索中医之道的路上，他们给予了我诸多指导和关心。正是因为有了他们的大力支持，我的中医之路才能如此顺畅，结出硕果。

在书籍写作的过程中，我的太太林贵英女士和女儿梅宸洁同学给了我满满的关爱和精神鼓舞。正是因为有了她们给予的家庭温暖，我才能够有时间和灵感来完成这部作品。我想对娘俩说：我爱你们。

我还要感谢所有曾经来找我看病和咨询的朋友们，谢谢你们对我的信任。我正是在和你们的沟通交流中，获得了大量的临床素材，积累了丰富的临床实践经验，激发了我进行理论探索和创新思考的灵感。巧妇难为无米之炊，正是这些素材、经验和思考催生了我的中西医融合思想。

本书的封面，以及书中的插画是由上海萧远海品牌设计所的小伙伴们完成的。他们的付出让本书有了更精彩的呈现。在此，向萧远海老师，以及设计所的团队成员们表示衷心的感谢。

另外，在本书编辑出版的过程中，我得到了中国中医药出版社副社长张峘宇先生、图书校编中心主任李昆先生、编辑洪婧雯女士，福建中医药大学海外教育学院院长陈凌琦先生，福建科学技术出版社林栩女士等朋友的大力支持。在此，我向以上各位朋友表示衷心的感谢和诚挚的祝福。

梅之凌

2025 年 2 月 18 日于福州茶养书院

目　录

C O N T E N T S

第二篇　科学的评价标准

第三篇　高脉管压力综合征

第四篇　**恶性肿瘤**

发 热

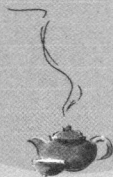

一位发热四十天不退的老人

2024 年 6 月 29 日早晨，我接到了一位长辈的电话。他在电话中说，他在一家三甲医院已经住院四十天了，其间反复低热，虽然医生给他用了各种药物，但始终未能退热。他希望我能去医院看望他，给他开一个中药方，看看能不能通过中药来退热。

这位长辈 76 岁，他平时不喜欢吃中药。这次若不是一直发热不退，他应该是不会给我打电话的。他是一位血液系统疾病患者，入院前遵医嘱已经服用了四年的泼尼松（又名强的松，糖皮质激素）。四十天前，他去当地医院做血常规检查，报告显示血小板计数只有 $40 \times 10^9/L$，而血小板计数正常值的参考范围是（100～300）×10^9/L。

　　长辈的女儿把她父亲的血小板计数检查结果告诉了当地的主治医师。主治医师得知检查结果后，让长辈把泼尼松的服用剂量从两粒增加到十粒。长辈遵照医嘱服用十粒泼尼松后，却很快出现手脚肿、全身黄疸、高热等症状。家属见状，心里非常着急，赶快把长辈从县城送到福州这家三甲医院救治。经过四十天住院治疗，长辈的黄疸已经消退，但反复低热和乏力不能起床的症状始终无任何改善。长辈这才想起我这个会中医的晚辈，他想试试中药是否有效。

　　我吃完早饭后赶去医院探望长辈。在病床边，我给他望闻问切后开出了一个中药方。我让长辈的女儿赶快抓药，并告诉长辈，先吃三天中药，然后根据他吃药后的情况再来确定后续的中医治疗方案。

　　三天后，我向长辈的女儿了解情况。她说她父亲已经不发热了。长辈自己也给我发来微信，说他已经可以下床站一会儿了。这些改善的情况表明，我三天前给长辈开的中医处方是有效的。

接下来，我们来探讨三个问题。

其一，为什么患者在服用大剂量的激素后会出现手脚肿、黄疸和高热的症状？

其二，为什么患者经过四十天的西药治疗，低热却一直不退？

其三，我开的中医处方为何能达到退热的效果？其原理何在？

大剂量激素为何导致手脚肿、黄疸和高热

　　首先来看第一个问题。患者为什么在服用大剂量的激素后会出现手脚肿、黄疸和高热的症状？

　　这种情况的发生大概率和患者在住院之前服用了四年的泼尼松等药物有关。泼尼松是糖皮质激素，具有抗炎和抗过敏等作用，对于血液类疾病也有一定的治疗效果，但其不良反应也是非常多的。

　　我在临床中观察发现，糖皮质激素类药物具有改变人体循环分布的特点。它改变人体循环分布的具体表现是，通过造成肝脏等组织器官及下肢的静脉回流障碍，来增加

人体上部和体表的动脉血供，以达到一定的治疗目的。

　　人体循环被这样改变之后，会出现肝脏等器官功能减弱的现象。例如肝肾功能减弱会造成人体代谢功能障碍，从而出现水钠潴留等激素的不良反应。不少人知道的事实是，使用激素后人会变胖，其主要机制就是激素会造成人体水钠潴留。当然，激素的不良反应远不止于此。

　　既然激素类药物有那么多的不良反应，为什么还要给患者使用这种药物呢？

　　这是因为激素在缓解某些临床症状方面有显著的效果，比如消除皮肤瘙痒、退热、止喘、消炎等。另外，在应对某些突发疾病时，激素能够调动人体潜能，帮助人体度过危险期。激素的这些功效都是临床急救时必不可少的。

　　在大多数情况下，激素类药物是作为短期用药来使用的。但在治疗某些免疫性疾病时，比如肾炎、红斑狼疮等，医生则会让患者长期适量服用激素类药物。这是因为这类免疫性疾病的病因未能完全明确，也没有精确对症的治疗药物，故只能使用激素类药物来控制病情、缓解症状。

　　因此，这类免疫性疾病的患者在长期服用激素类药物之后，身体就会出现诸多由激素不良反应而导致的症状。

由以上分析可知，当患者长期服用激素时，其身体内的血液循环就会持续发生不均衡分布的改变。由于肝脏中静脉回流障碍，动脉血的供给也会减少，肝脏便始终处于静脉血淤积、动脉血不能充足供应的状态之中。

如果患者先天肝脏功能较为强大，便可以在相当长的时间内耐受激素的不良反应。对于这类患者来说，用激素治疗免疫性疾病的效果会比较好。但有些患者先天肝脏功能一般，再加上使用激素，其肝脏功能就会因为血供障碍而长期处于功能低下的状态，其合成血小板等人体所需的各类物质也会相应减少，就会出现血小板计数减少的临床表现。

虽然患者的肝脏功能逐日减弱，其合成的物质也日渐减少，但其保有的功能尚能维持人体正常生命活动。这便是人体具有很强耐受性的表现。

从患者血常规检查结果来看，其血小板计数为 $40 \times 10^9/L$，这提示患者的肝脏功能已经处于勉强维持的边缘了。此时，医生让患者服用的激素剂量从两粒突然增加到十粒，导致患者的肝脏血供障碍在短时间内迅速加重，肝脏的胆汁排泄功能出现严重障碍，造成胆汁淤积，出现黄疸，同时也造成了人体热量代谢障碍，引起发热。

由于肝脏的循环障碍，四肢的血液回流也因此受到影响，从而出现四肢水肿的临床表现。

不知大家是否记得，在 2003 年"非典"期间，有些临床医生给患者使用大剂量激素冲击疗法治疗，不少患者虽保住了生命，但他们后期出现了股骨头坏死的病变，导致行动困难，严重影响生活质量。为什么这些接受大剂量激素治疗的患者会出现股骨头坏死呢？主要原因就是激素类药物改变了人体的循环分布，使股骨头血供障碍、骨组织坏死。

因此，我们对于激素的作用机制一定要有深刻认识。在使用激素时，既要对症，又要把握适量的原则，这样才能达到既治好疾病，又不会伤害身体的目的。激素本身没有问题，出现严重不良反应往往是因为使用的人思路不对、方法不对，或者两害相权取其轻。

除了激素有改变循环分布的特点，长时间用眼、用脑、

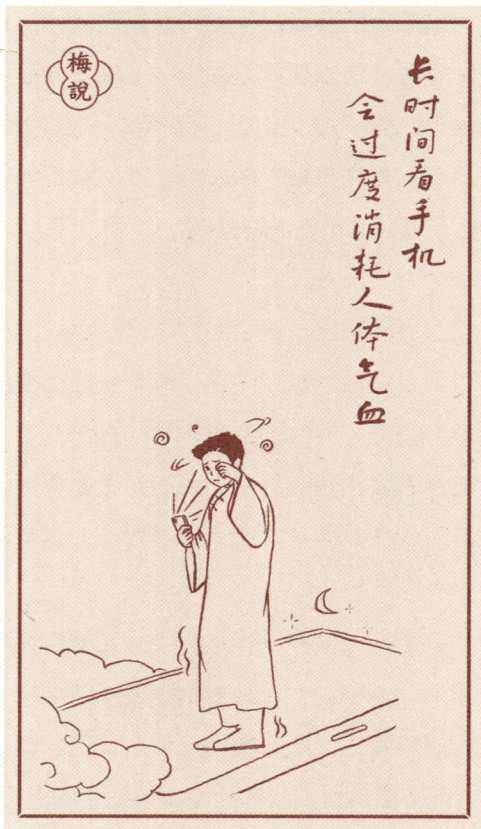

长时间看手机，
会过度消耗人体气血。

用耳，以及过度锻炼、熬夜等，都会改变人体的循环分布，进而对人体的健康造成不良影响。这也就是中医养生理论所说的"久视伤血""多思伤脾""久行伤筋"的机制所在。劳逸结合之所以有益健康，是因为工作、锻炼和休闲的有序交替能够避免血液循环长时间的不均衡分布。

老人低热四十天不退的原因何在

　　继续谈一下第二个问题。为什么患者经过四十天的西药治疗，低热却一直不退？

　　要想弄明白这个问题，我们先要了解一下西医常用退热药的作用机制。在这里，我采用整体观察法来探讨西医退热药的作用机制，这样或许更能让读者明白如何使用这类退热药，以及长时间使用这些退热药有什么不良后果。

　　目前，西医常用的退热药有布洛芬、对乙酰氨基酚（扑热息痛）等。简单来说，服用这类退热药后，人体会出汗，汗出后热退。但在很多情况下，这些退热药只有短暂的退热效果。患者在热退后数小时，或者一天后，又开始发热。

如果此时再次服用上述药物，患者又会出汗，然后热退，如此循环往复。

我的这位长辈在住院期间，医生多次让他服用这类退热药。结果就是热退一两天后，又会发热，始终无法实现彻底退热的目标。

另外，患者在服用这类药物之后，特别是多次服药后，会出现一类常见的表现，就是感到很疲乏，精神不振，也不想吃饭。这种现象在孩子身上表现得特别明显。很多孩子的家长都会告诉我，他们的孩子在多次服用相关退热药之后，精神状态很差，很想睡觉，食欲不振，甚至伴有频繁呕吐。

从患者服用退热药的临床表现可知，这类退热药的作用机制主要是促进人体发汗，通过排出大量汗液带走人体的热量，从而达到退热的目的。

人在服用这类退热药后为什么会出汗呢？实际上，这类退热药是通过抑制前列腺素合成，调节体温中枢和扩张外周血管等机制来实现退热的。人体在这些机制的作用下，会启动排汗和加速体表血液循环等散热效应，积聚在人体内的多余热量就能够通过出汗等方式排出，体温暂时得以降低。虽然患者体温下降了，但这个过程并没有改变造成体温升高的根本原因。因此，等到人体内热量再次蓄积到一定程度之后，身体无法散热，体温中枢无法自主调节，人体又会出现发热的症状。因此，此类退热药的退热效果在大多数情况下是暂时的。

如果服用一两次这种退热药就能够达到彻底退热的效果，那也是可以接受的，毕竟适量地出汗并不会对人体健康造成多大的影响。但问题是，不少发热的老人和孩子，单纯服用这类退热药并不能彻底退热，反而使发热处于反复不愈的状态，甚至还会因为出汗太多导致他们的身体出现其他问题。

这类退热药是否有临床价值呢？当然有。在没有更好的退热药物时，可以通过服用此类退热药，让人体体温暂时降低，起到保护脑部等人体重要器官的作用。

多次服用退热药
为何会出现疲劳和食欲不振

前面说到发热患者在多次服用这类退热药物之后会出现疲劳、食欲不振的现象，这是什么原因呢？

主要是因为患者每次服用这类退热药物后都会出汗，汗液流失过多，引起人体内电解质紊乱，导致脏器功能下降。

人体的汗液中含有大量的电解质元素，例如钠离子和钾离子。当人体大量出汗后，人体内的电解质元素会随着汗液排出而减少。而电解质元素具有维持人体正常生理功能的作用，如钠离子可以维持体液正常流通和酸碱平衡，并且对骨骼肌等具有兴奋作用。钾离子则有参与心肌收缩和传导神经信号、帮助调节心律、平衡酸碱度和调节水分平衡等作用。它们都是人体不可或缺的重要生命元素。

当人体内这些电解质元素减少时，诸多生理功能就难以正常进行，导致心电传导障碍、肝脏功能下降等。外在的表现就是人会感到疲乏、心悸、心慌、食欲不振等。

出汗太多的危害

对于出汗太多的危害，中医早有认识。汉代名医张仲景在《伤寒论》中写到："发汗过多，其人叉手自冒心，心下悸，欲得按者，桂枝甘草汤主之。"这段条文的意思是，患者吃了发汗药后，出汗太多，导致出现心悸的症状。由于心悸不适，患者就交叉双手，按压在胸前区的位置，这样会感觉舒服一些。

张仲景不仅在这一段条文中告诫医生和患者人体出汗过多的危害，他还在《伤寒论》的其他条文中提到，如果医生在给患者治病的过程中，让患者出汗太多，不仅治不好患者的疾病，还会导致患者的病情加重。例如在桂枝汤证的护理注意事项中，张仲景说，患者服完桂枝汤，可以喝碗热粥，然后用被子盖一下身体，出点汗，这样感冒容易好。但一定要注意的是，"遍身漐漐微似有汗者益佳，不可令如水流漓，病必不除"，就是说患者在吃了药后，微微出汗即可，不要大汗淋漓，否则病不会好。

中医理论认为，汗为心之液，出汗太多，会损伤心阴。中医所谓的阴，包含了我们现在所说的电解质。汗出不仅伤阴，还会伤气，即中医所谓的"气随液脱"。伤气主要体现在损伤心脏和肝脏等人体主要脏器的功能上。因此，我经常告诉家长们不要随意给孩子吃此类退热药。

另外，在孩子热退汗出时，需要多给他们补充营养。我女儿发热的时候，我常给她煮黄芪山药红枣粥或西洋参山药红枣粥。每次给孩子服完退热中药，我都会让她吃一小碗营养粥，以防出汗太多损伤她的身体。如果孩子胃口不好，不想喝粥，也可以让孩子改喝米汤。这样做的好处是可以及时补充孩子体内因汗出而丢失的电解质，保护其心脏和肝脏的功能。

除了喝粥，家长也可以给孩子喝淡盐水，或者糖盐水。

这些饮品都可以起到补充人体电解质的作用。当然，我更推荐喝营养粥，或者米汤，因为它们的营养成分比淡盐水或糖盐水更加丰富。

通过单纯出汗来退热的药物不可长期大量使用，否则人体有可能因为出汗太多导致心功能减退和肝损伤。2022年12月下旬，一位朋友的母亲因为发热，服用了十天的布洛芬，出现了肝功能衰竭的严重后果。幸好救治及时，老人家才转危为安，否则后果不堪设想。

文章开头的那位长辈在多次使用退热药后，出现精神不振、卧床不起的临床症状，也可能和出汗太多导致其内脏功能损伤有一定的关系。

了解了退热药的起效机制后，我们大约可以得出这样的结论：人体发热的机制并未被完全阐明。在无法确定患者发热病因的情况下，临床治疗方案并不具有针对性，所以患者的发热一直无法退去。可见，目前临床使用的这类退热药只有治标作用，并不能起到治本的效果。

临床医生为何没有给患者提供针对病因治疗的退热药呢？

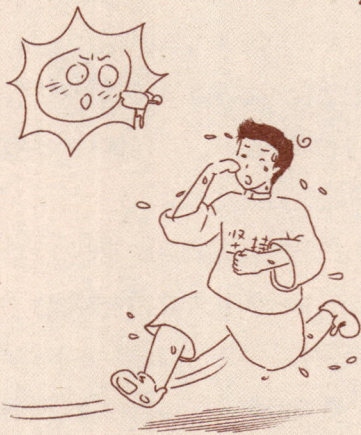

汗出太多不会排毒，
反而会伤身。

　　这也是因为这类发热的根本机制尚不清晰，所以制药企业也就没有可以依据的药物研发理论，导致难以制造出针对病因治疗的退热药。

　　正是由于这个原因，临床医生只能反复使用现有的退热药让患者暂时退热，但无法从根本上治愈，进而出现患者反复发热四十天而无法退热的情况。

人体的三个散热途径

　　第三个问题，我开的中药方为何能够起到退热的效果？是否是中医学已经揭示了某些发热机制，并掌握了相应的治疗方法呢？

　　答案是肯定的。

　　人体内的主要脏器和腺体，例如心脏、甲状腺等，会源源不断地产生热量以维持人体体温，满足机体各项生理功能的需求。每个人由于先天体质的不同，各自的脏器和腺体功能有差异。体质壮实者，机体产热多，因此表现为出汗多、怕热，情绪会更兴奋一些；而体质偏弱者，机体产热少，因此表现为汗少、怕冷，情绪会偏低落一些。

正常情况下，人体产生的热量都能够得到很好的代谢，不会出现发热的现象。当人体热量代谢出现障碍，就可能出现因热量蓄积而发热的情况。人体热量代谢障碍的主要原因是代谢热量的途径出现异常，不能正常发挥散热功能。

从我的临床观察结果来看，人体代谢热量的途径主要有三个。

第一个散热途径是体表皮肤。西医学认为，皮肤是人体最大的呼吸器官和散热器官。人体皮肤功能正常时，其通透性好，能正常出汗，带走身体的部分热量，或者通过蒸发，排出人体多余的热量，达到保持体温恒定的目的。

第二个散热途径是肠道。人体肠道中的热量来自哪里呢？其中一部分来自人体内部产生的热量。特别是内脏功能良好的人，其肠道内热量充足，消化功能旺盛，外在表现就是胃口很好。另外一部分热量是从人体每日摄入的食物中分解出来的。这两部分热量都会蓄积在肠道内。正常情况下，肠道中的这些积热能够通过大便排出体外。因此，肠道也是人体重要的排热器官。

　　第三个散热途径就是肝脏内的微循环和全身其他部位的微循环。身体中的微血管能够将人体内蓄积的热量迅速分散到全身，并通过肝脏和皮肤进行代谢。

为什么有些人容易"上火"

大家身边一定会有这样的朋友：每天吃油炸食物，或者每天吃火锅，却很少有口腔溃疡、喉咙痛、冒痘痘等"上火"症状。然而有些人只要吃几粒油炸花生米，其口腔黏膜或者舌头很快就会出现溃疡。为什么不同的人在吃了同样的热性食物后，表现会有如此大的差异呢？其中的重要原因是二者的微血管网丰富程度和通畅程度不同。

一般来说，人体微血管网丰富、通畅程度高，其散热速度就会更快，效率会更高，具有这种身体特点的人不容易出现上火的症状。相反，人体微血管网不够丰富，微循环障碍明显，其散热速度就会更慢，效率会更低，人也就更容易出现上火的症状。因此，从一个人是否容易出现上火症状就可以粗略判断其身体微血管网的通畅程度。这个角度也是研究重大疾病预警的重要切入点，值得深入探究。

由此可见，当人体微血管数量不足、通畅程度较低时，其散热的速度和效率都会下降。当然，这还与热量的多少及其蓄积速度有关。只要微循环的散热速度和人体的产热速度保持平衡，热量就不容易出现蓄积的现象，体温就能保持相对稳定的状态。

人体散热的这三个途径不是截然分开的，它们之间也会相互影响。例如，肝脏的微循环障碍会导致肠道排空出现问题；若是人体内部的微循环障碍，其体表皮肤的微循环也会有问题。人体发热的时候，常常不是一个散热途径出现障碍，而是多个散热途径都可能存在异常情况。

了解了人体散热的三个途径后，我们就知道了前文提到的退热药不能彻底退热的原因所在：其只是利用皮肤汗出的散热原理来退热，并没有从根本上纠正人体三个散热途径的障碍问题。

由以上的分析可知，当人体发热时，三个散热途径中的某一个，或者某几个肯定存在不同程度的散热障碍问题。
至于到底是哪个途径或者是哪几个途径出问题，就要通过
详细的诊察来判别。中医将这个判断过程称为"辨证论治"，
意思是通过收集患者的症状和体征，找出疾病的根本原因，
然后再根据病因来确定治疗方案。

　　为了让大家能够更加明白为什么这些途径散热障碍会
导致人体发热，我举三个例子来一一说明。

受寒为何会发热

　　第一个例子就是受寒后感冒发热。人体在受寒后会出现怕冷、打喷嚏、流鼻涕、咳嗽、发热等症状。我们在这里暂且先不谈论感冒是由于什么类型的细菌或病毒引起的，因为中医学在讨论外感病时很少提到细菌或病毒，其关注点主要放在人体出现的各种症状和体征上。

　　这种发热主要是由于体表皮肤的血管收缩，汗孔闭塞，导致皮肤散热功能迅速下降，体内的热量无法及时散发出来，机体体温调节中枢功能异常，体温升高，从而出现发热的临床表现。

食积导致发热的机制

　　第二个例子就是孩子经常出现的食积发热。如果一个孩子的舌苔白厚、食欲不振，大多是由于肠道中的食物不能及时消化，堆积在肠道中所导致的。中医将这种情况称为"食积"。孩子身体处在食积状态时，肠道的泄热功能基本丧失。由于孩子的内脏功能良好，产热丰富，如果其肠道不能及时散热，就必须通过大量汗出来散热。假如此时孩子又因为吹空调而受寒，体表皮肤汗孔闭塞，皮肤的散热功能也丧失，体内的大量热量无法及时排出，发热就会随之而来。俗语云"食积为万病之源"，说的就是这个道理。

不少孩子的家长，特别是家中老一辈人，总担心孩子吃少了长不大，就会在每次吃饭时，刻意让孩子多吃一些。我之前在门诊遇到过一个食积的孩子，给我留下了深刻的印象。这是个女孩，只有 1 岁 1 个月大，她的外婆给她喂食了二十多块海蛎肉，孩子因此不吃不喝两天。

很显然，对于一个只有 1 岁 1 个月大的孩子来说，要消化二十多块海蛎肉，并不容易。从孩子不吃不喝的表现来看，这些海蛎肉应该还堆积在孩子的肠道中，给孩子的消化系统造成了很大的代谢负担。

长辈盼望孩子快快长大的愿望可以理解，但拔苗助长式的喂养不仅对孩子的成长无益，还会损伤孩子的身体。

我们在喂养孩子的时候，一定不要让孩子吃得太多、太饱。孩子吃得过多，不仅会给胃肠道造成很大的负担，还会因食积出现各种身体不适，其中最容易出现的症状就是发热。

微循环功能障碍会引起发热

　　第三个案例的主人公是一位定时发热的男士。某一次，一位年龄约 40 岁的男士从厦门来到福州找我看病。他的主要症状是每月定时发热两次。这种定时发热的症状在这位男士的身上已经持续出现了数年的时间。他去厦门的医院检查，未能查出病因所在，医生别无他法，就只能让他靠持续服用激素类药物来退热。这位男士吃了几年的激素类药物后，有人告诉他，可以去找中医试试看。于是，他在朋友的推荐下到福州来找我。

　　这位男士体型偏瘦，面色略暗。他自述在发病前曾长期熬夜打游戏，每晚的入睡时间都在凌晨三四点。听完他

的讲述，我给他开了中药，让他回去服用。几个月后，他
又来找我开药。他很高兴地告诉我，自从他吃了我开的中
药之后，每月发热的症状基本得到了控制。

　　这位男士为何会每月都发热呢？在我看来，这种情
况主要和他肝脏及身体其他部位的微循环功能障碍有关。
因为他身体内蓄积的热量无法通过微循环消散，所以就出
现了定期发热的临床症状。我给他开的中医处方，主要作
用是改善肝脏和身体其他部位的微循环功能。只要他体内
的微循环功能得到改善，身体定时发热的症状就会自然
消失。

　　他身体的微循环功能为何会出现如此严重的障碍呢？
我推测和三个原因关系密切。第一个原因是熬夜。我们中
国人用"熬夜"来描述一个人凌晨入睡，或者整夜不睡的
现象是非常精准的。"熬"字在现代的意思之一，是将水
和固体的混合物加热，水分逐渐减少的过程。其实人在熬
夜时发生的生理反应也和熬粥、熬药类似，身体上部的热
量充足，导致体液蒸发加快，体内液体成分不断减少。

　　第二个原因是长时间用眼。《黄帝内经》说"久视伤

血",意思是长时间用眼会导致人体的阴血损伤。这里所说的"阴血"包括电解质、蛋白质、水分等。大多数人都曾有过的体会是,如果睡前长时间看手机,第二天早起时,眼睛就会有干涩不舒服的感觉,甚至会有眼睛疼痛的表现。这就是长时间用眼导致身体阴血损伤的结果。患者长期熬夜打游戏,必然造成其身体的阴血大量耗损。

第三个原因和他的先天体质有关。患者的肝脏和身体其他部位的微血管数量不够丰富,部分微循环也不够通畅,这些都可能是造成患者定时发热的原因。

看到这里,可能会有朋友问,熬夜打游戏的人不止他一个,为何只有他出现定时发热的症状呢?

这就要说到另外一个客观现象了——每个人身体的薄弱部位是不一样的。所谓身体的薄弱部位,是指人在出生的时候就有的生理缺陷,例如肝脏中静脉淤血较多、血管张力偏高等;或者是人在后天的工作生活中逐渐形成的薄弱点,例如教师说话多,咽部充血的时间长,咽炎发作的概率就会比较高。身体的这些薄弱部位在某些因素的刺激下,相比其他部位更容易发生疾病。

　　这位定时发热的男士可能存在先天微循环功能不足和
体温调节中枢功能偏弱的情况。因此，他在长期熬夜打游
戏后，就容易出现定期发热的症状。

　　由此可见，人体肝脏和其他部位的微血管丰富程度和
微循环通畅程度会影响人体的散热速度和散热效率。当人
体微循环功能障碍时，发热的概率就会大大提高。

中医的退热思路

　　了解了人体的散热途径和发热原理后，我们现在来分析一下那位反复发热的长辈病因何在，然后就能确定他的退热方案了。

　　长辈说他没有使用退热药的时候是没有汗的。这说明，他皮肤的通透性不够，散热功能不够好，中医称之为"太阳不开"。长辈舌头颜色偏淡，表明有肝脏缺血的情况存在；舌头的两侧有暗红的瘀斑，表明他的肝脏不仅缺血，还有微循环障碍，中医称之为"血虚""血瘀"。他手腕的脉象紧张度高，证明其脉管压力很大，这也和皮肤通透性不够，以及肝脏微循环障碍有关，中医称之为"枢机不利""脉弦紧"。他在发热的同时手脚发凉，这提示机体产热功能下降，导致外周循环障碍，也是身体微循环障碍在四肢的表现，中医称之为"少阴阳虚""四肢厥逆"。他自觉容易疲劳，说明他的心肺功能偏弱，中医将这种情况称为"气阴两伤"。总而言之，长辈的发热和其体表皮肤通透性差、肝脏和身体其他部位的微循环障碍，以及心肺功能偏弱等因素有关。

明确了长辈的发热机制后，我们就可以根据发热机制来确定治疗方案了。我给他开的中医处方，主要从增强皮肤的通透性、改善肝脏和四肢的微循环功能、增强心肺和腺体功能、补充营养等角度考虑，也就是中医所说的"开太阳""转枢机""温阳活血""益气养阴"。

患者服药后，如预期那样，反复低热消退，体力稍有恢复，病情趋缓。这样的结果说明，以上对患者发热的病因分析大体方向是对的。

第二篇

科学的评价标准

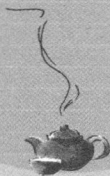

现在不少人在评价知识体系是否科学时，常常以其是否有实验室数据支撑、逻辑体系是否符合现代知识体系为标准来判断其科学性。但若仅以此判断中医这类实践型认知体系，则可能忽视中医朴素认知的科学性。在现代学科体系出现之前，人们通过观察和推理发现了许多自然规律，并通过文字记录下来，成为后世认识客观世界的重要资料。我们并不能因为古人没有采用现代研究手段，而否认古人认识客观世界的科学性。

个人认为，在确定知识体系的科学性之前，首先要对科学的概念进行定义。只有确定了科学的含义，我们才能根据科学的含义准确和客观地评价某些知识体系是否科学。

科学的含义

科学的准确含义应该是什么呢？我认为科学的首要特征就是要能反映客观规律。也就是说，只要能够把客观规律揭示出来的学问就是科学。《现代汉语词典》中这样定义科学：科学是反映自然、社会、思维等的客观规律的分科的知识体系。这个定义也重点突出科学的重要特征是对客观规律的揭示。

科学揭示的客观规律又应该具备哪些特征呢？我认为至少需要具备三个特征，那就是可被观察、可被掌握、可重复验证。换句话说，如果揭示的规律是在自然界，或者在人体上是可被观察到的，且这个规律可被人掌握，并能重复验证其正确性，那么它就是阐述客观规律的一门学问。既然是反映客观规律的学问，它就一定是科学的了。

　　讨论完科学的标准，我们现在回过头来看，在本书开头的发热案例中，我提到中医学揭示了人体的发热机制。正因为中医学对人体的发热机制认识较为透彻，我才能对症下药，开出能够退热的方子。从认识人体发热机制这一角度来看，中医学的认识非常全面且科学。

中医可能被误解的原因

　　既然如此，为什么又有如此多的人认为中医不科学，认为中医是伪科学呢？最主要的原因是，古人在论述中医理论时，使用的是中国传统的语言表达方式。由于这种表达方式不为现代的人所熟知，在无形中阻碍了大多数人了解中医理论的科学内涵。这种情况就好比一个当地人用当地方言向外地人讲述当地历史，虽然讲者逻辑严谨、语言生动，但外地人因听不懂方言而无法理解讲者想要表达的意思。

　　少数有影响力的人在没有深入研究中医学的情况下，轻易地将中医判别为伪科学。一些不明真相的普通大众在这些断言者的影响下，也不断向外传播这样的言论，最终才导致中医被一部分人误解至今。

中医学仅仅揭示了人体的发热机制吗？当然不止于此。中医学还揭示了许多人体的生理、病理规律。正因于此，中医在治疗许多疾病方面有着显著的疗效，体现出中医理论的独特优势。

下面，我来谈谈中医学揭示出来的部分人体生理、病理规律，以进一步阐释中医学的科学性。

在讨论中医学发现的人体生理、病理规律之前，我们先来了解一下古人通过哪些方法发现人体规律，以及这些认识客观规律的方法对于现代人来说，是否还有借鉴意义。

古人认识世界的方法

古人首先运用的是观察推理法来认识人体规律。他们先通过观察人体的客观体征和症状，深入思考这些体征和症状的出现原因，推测人体内部组织和器官系统是如何运行的。然后在实践中去观察治疗结果，根据治疗结果修正对人体生理、病理规律的认识。古人将这种方法称为"司外揣内"。

古人在探索人体规律时运用的另外一种方法是内视反观法。这种方法对于现在的人来说，并不容易理解，许多人认为，这种方法发现的规律是人为想象出来的，并不科学。

以前我也不太理解"内视反观"这种认识客观规律的方法。后来，我开始学习静坐养生法。在静坐的过程中，我能明显地感觉到所谓的"气"在人体内运行。这种运行有一定规律，但由于我练习的时间不够长，只能模糊地感受到体内有气在运行，无法将其运行轨迹清晰地描绘出来。虽然我无法精确地描绘出自己身体内气的运行路线，但我想一定有人可以做到这一点。

在许多现代人看来，这两种方法好像都不是科学的方法。前者通过观察推理和实践验证得出结论，并没有可以让人信服的数据。后者更是人为主观的方法，只有修习者自己能够感受得到，无法将之很客观地呈现在大家的眼前，难以让人信服。

但大量的中医临床实践证实，这两种方法得出的结论形成了完整的中医理论体系，并在临床治疗中证实了有效性和科学性，就如用中药治愈上述的发热案例一样。而且这种验证不是通过短时间内的动物实验和小样本观察来完成的，它是通过数千年的时间和巨量的人体样本观察得出结论的，其可靠性和科学性不言而喻。

　　我之所以要在这里讨论认识客观世界规律的方法，是因为想让大家知道，不是只有通过实验设计和实验数据才能发现客观规律，利用观察推理法和内视反观法也是可以发现客观规律的。我们在探索未知世界时，可以运用观察推理法和内视反观法，再加上现代的实验设计和数据，或许更有可能发现一些人类目前尚未掌握的客观规律。

　　在探索未知世界时，我们要有自己独特的研究思路和研究方法。加强基础研究，是实现高水平科技自立自强的迫切要求，是建设世界科技强国的必由之路。

　　除了以上说到的观察推理法和内视反观法，古人还运用了许多我们现代人并不熟知的一些研究方法。总而言之，古人运用其独特的研究思路和方法揭示出人体生理规律和各种疾病的发病规律，总结出系统的治疗方案。这些内容形成了完整的中医理论体系，给我们后世留下了宝贵的医学知识财富。

《伤寒论》的基本内容

　　下面我将简要介绍汉代医学家张仲景所著《伤寒论》中揭示的人体生理、病理规律，以便让大家了解到，早在一千八百多年前，我们的先辈就已经对人体进行了系统探索和阐释。

　　先简单地说一下《伤寒论》的基本内容。张仲景在《伤寒论》中采用了条文的方式来阐述人体生理和病理规律。这些条文或长或短，共有三百九十八条，一万多字，只有干货，没有水分。张仲景用这么短的篇幅就把复杂的人体生理、病理规律讲解得条理清晰、简单实用，令后世无数学者叹为观止。仅凭这一点，张仲景就无愧于"医圣"这

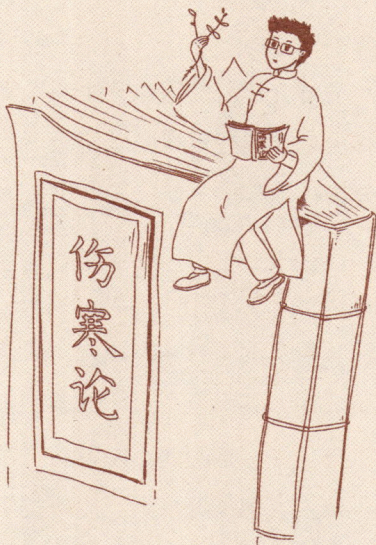

一称号。

有不少没有学过《伤寒论》的朋友质疑：这本一千八百多年前的医书，其理论应该早就过时了，不适合用来指导治疗现在的疾病。我们现代人再去学习这么古老的医书，是没有意义的。我们应该将这种过期的知识抛弃掉。

实际情况真是这样吗？

2020年2月，国家中医药管理局发布通知，推荐在中西医结合救治新型冠状病毒感染的肺炎中使用"清肺排毒汤"。这个中药方在疫情防控的过程中发挥了重要的作用。清肺排毒汤主要由四个药方构成，分别是小柴胡汤、麻杏甘石汤、射干麻黄汤和五苓散。这四个方子全部来自张仲景的《伤寒论》。

2022年12月下旬，当时疫情仍在流行，许多朋友让我帮忙开一个治疗方给他们，以便他们可以按方抓药，或用于治疗患者，或用于预防感染。我当时拟出了一个以葛根加石膏汤、小柴胡汤和平胃散为主的治疗方分享给朋友们。后来的事实表明，我开的这个方子在用于治疗某些类型的新型冠状病毒感染患者时，疗效显著。方中的小柴胡汤就是出自张仲景的《伤寒论》，葛根加石膏汤也是由《伤寒论》中的葛根汤化裁而来。

实践表明，成书于一千八百多年前的《伤寒论》不仅没有过时，而且其六经病理论体系在认识人体基本生理、病理规律等方面还非常超前。

由此可知，用出现的年代早晚来判断知识体系正确与否的认知是不符合科学精神的。无论该知识体系创立于哪个时代，由哪个人创立，只要能够反映出客观规律，并且还能用其反映出的客观规律去指导实践，取得预期的结果，那就是科学的学问。

一千八百多年前的药方至今为何仍然有效

张仲景在《伤寒论》中揭示的人体生理、病理规律为什么能够穿越一千八百多年，到了今天还能那么有效地指导临床治疗呢？答案其实就藏在前文提到的古人的科研方法中。

古人在研究人体时，采用的是整体观察法。这种方法主要是从整体和宏观的角度观察人体出现的各种体征和症状，再借用自然界的变化规律，例如阴阳五行，对其进行描述和总结，形成独特的中医理论体系。

古人运用的这种整体观察法，其优势就在于不用深入到组织细胞等微观视野，就能够发现人体内存在的系统规律。人体的各个系统是经过数百万年的时间才进化完成的，其系统规律并不会在短时间内发生改变。况且一千八百多年的时间相对于数百万年的人类进化时长来说，只是一瞬间。我们之所以认为一千八百多年的时间很长，是因为我们从人类自身生命长度的视角去看待这个问题。

当人体的系统规律被古人发现之后，他们就使用当时的文字将这些规律记录下来，并记载到书籍中。这些记录文字和现代人的习惯用词用句大不相同。而且古人在总结这些规律时，使用的也是现代人陌生的思维方式。这些原因可能造成了现代人对中医的误解。

西医学更多是采用微观观察法和还原论的思想在做研究。因此，他们总结出的多数是反映某些理想状态下的生理、病理规律。当把这些规律放到复杂的人体系统中去观察时，其适用范围就可能存在一定的局限性。

整体观察法和微观观察法

　　整体观察法和微观观察法有什么区别呢？我举个简单的例子来说明一下，大家就可以知道二者各自的特点在哪里了。

　　假设我们的研究对象是福州这座城市。微观观察法就是直接派人员进入福州的大街小巷中去观察：三坊七巷的南后街有多宽？两边各有什么建筑？各有几户人家？每家有哪些人在住？他们都从事什么样的职业？户与户之间是如何来往互动的？通过这样的观察和分析后，研究人员将总结出的许多规律记录下来，并用英文表达。

　　整体观察法则有别于上述的研究方法。其具体做法是，

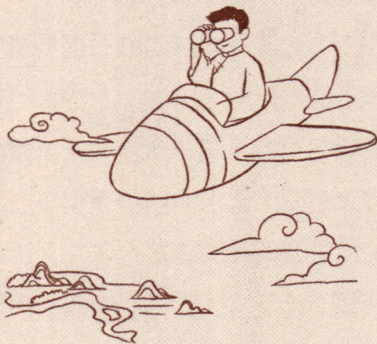

梅說

飞得高 看得全

飞得高，
看得全。

一部分的观察者坐在飞机上，从高空俯瞰福州在福建、在中国，乃至在世界的地理位置如何，并观察其他地域对于福州的影响，记录其规律。另一部分观察者则坐着低空飞行的飞机，观察福州的大小道路情况，城中的人口流动情况，以及人群呈现出的生活规律。观察者再把这些规律记录下来。接着，研究人员把高空观察者记录的规律和低空观察者记录的规律相结合，详细梳理后，形成一套完整的系统规律理论，并用福州话表达出来。

从刚才的比喻中，大家应该可以粗略地感受到西医学的微观观察法和中医学的整体观察法之间的区别了。两种研究方法总结出来的都是客观规律，整体观察法总结的规律更全面、更系统，但在某些细节方面有所欠缺；微观观察法总结的规律更深入、更细致，但因为忽略整体，所以其总结的客观规律只能反映局部的情况。

现代人在所接受的教育理念和身处的社会环境等因素的影响下，形成了微观观察法更为科学的认知。另外，由于二者描述规律的语言不同，也给现代人理解整体观察法造成了障碍。

　　在我看来，微观观察法和整体观察法并不矛盾，它们只是从不同的角度总结出各自观察到的客观规律而已。如果能够以整体观察法发现的系统规律作为框架，以微观观察法发现的局部规律作为细节来填充的话，那就能够得到关于客观规律的完整图景。这便是我认为正确的中西医融合思路。

　　我之所以要在这里介绍两种研究方法，其实是为了方便大家更好地理解下面我要提到的《伤寒论》中关于人体生理、病理的系统规律。

《伤寒论》揭示出的人体奥秘

　　张仲景在《伤寒论》中将人体的大多数疾病归纳分为六大类，分别是太阳病、阳明病、少阳病、太阴病、少阴病和厥阴病。看到这些疾病的命名，有些读者可能已经感到有点糊涂了。如果之前没有了解过《伤寒论》，确实会对这些闻所未闻的命名感到疑惑不解。我在刚开始学习《伤寒论》时也和大多数人一样，认为这样的疾病命名很奇怪，也很不科学。

　　后来，我慢慢地领悟到，要理解这六大类疾病名字的含义并不困难。我们可以从一天内白昼和黑夜变动规律的角度来读懂其命名的原理。

　　大家都知道，北京时间早晨五六点的时候，许多地方已经开始天亮了，但此时太阳可能还没有升起。随着时间的推移，太阳开始升起，阳光逐渐炽热起来。中午，太阳直射，气温很高。下午，阳光开始减弱，太阳慢慢进入落山程序，接着天空中只剩下余晖。到了傍晚时分，天开始暗下来，夜幕降临，然后是深夜、凌晨，接着天又开始亮了。昼夜如此交替运行，周而复始。

　　古人也和我们现代人一样，观察到了这一昼夜规律变化的现象。为了区分各个时段阳气量和阳气变化规律的不同，他们还将一天的白昼和黑夜分为六个时段，分别为少阳、太阳、阳明、太阴、少阴、厥阴。

　　什么是阳气呢？中医理论认为，阳气是人体内具有温煦、推动、兴奋等作用的气，属于活力强、向上、向外的精微物质。阳气的命名和特点归纳其实来源于古人对自然界中太阳的观察结果。因为太阳是地球最主要的热量来源，因此，古人将人体内具有温煦、推动、兴奋等作用，且能够维持人体各项生命活动的精微物质，称为"阳气"。

　　至于古人为何如此命名昼夜的六个时段呢？下面我来

为大家详细解读一下。

少阳、太阳、阳明、太阴、少阴、厥阴，这六个时段的称谓可以分为两大类。少阳、太阳、阳明属阳，主白昼为主的时段；太阴、少阴、厥阴属阴，主黑夜为主的时段。之所以说"为主"，是因为有些阴阳时段在时间上会有互相重叠的现象，不是以天亮和天黑为绝对的区分标准。

古人观察到人体的阳气变化规律也和自然界的阳气变化规律一样，存在"日出而作，日入而息"的特点。因此，他们沿用命名自然界阳气变化时段的方式，来描述人体阳气的变化规律。

这也是中国古人"天人相应"思想的具体体现。

少阳，从名字就可以看出是阳气比较少的时段。一天中哪个时段人体阳气生发，但阳气的总量又比较少呢？古人发现，从凌晨 3 点开始，直到上午 9 点，在这六个小时中，即寅、卯、辰三个时辰，自然界中的阳气生发，但阳气的总量又未达到鼎盛的状态。古人将这个时段称为少阳。同理，人体在这个时段内，阳气也呈现出这种生而不强的状态。古人进一步研究发现，在这个时段里，人体阳气生发的效率和胆的关系密切，因此十二经脉中才会有足少阳胆经这条经脉。

当人体的胆，以及胆经循行路线上发生障碍时，人体的阳气在这个时段的生发就会出现异常。张仲景在《伤寒论》中把人体这种在少阳时段和少阳部位出现阳气生发异常的疾病状态，称为"少阳病"。

太阳，就是接着少阳的时段。所谓"太"，是盛大的意思。也就是说，在太阳所主的时段里，自然界的阳气最充足，气温也最高。同理，人体体表的阳气此时也是最丰富。太阳时段同样是六个小时，从上午的9点到下午的3点，即巳、午、未三个时辰。《伤寒论》中将人体体表阳气的分布及其功能出现异常的情况，称为"太阳病"。人体的膀胱与太阳时段相对应。

阳明，它接在太阳时段后面。《黄帝内经》中说：两阳合明谓之阳明。意思是说，阳明时段，少阳和太阳的阳气同时呈现在阳明时段。虽然阳明时段阳热炽盛，但毕竟接近太阳落山阶段。此时自然界的阳气开始逐步内收，准备进入太阴时段了。

　　阳明时段的六个小时是从下午 3 点开始，直到晚上 9 点结束，即申、酉、戌三个时辰。对应到人体，阳明时段关联的是胃和大肠。《伤寒论》把人体出现胃和大肠阳热过盛的表现，或者阳气进入胃肠的过程有问题的情况，定义为"阳明病"。

　　属阳的时段全部都走完之后，时间就要进入属阴的时段了。属阴的第一个时段是太阴。

　　太阴中的"太"和太阳的"太"是同样的意思，都是指"盛大"。太阴所主的时段是晚上 9 点到凌晨 3 点，共六个小时，即亥、子、丑三个时辰。在《伤寒论》中，如果人体脾的功能出现异常，就被称为"太阴病"。人体的脾与太阴时段相对应。

　　接在太阴时段后的是少阴。少阴中的"少"和少阳中的"少"是同样的意思，即"不足"。少阴所主的时段是夜里 11 点到凌晨 5 点，即子、丑、寅三个时辰。对应到人体，与少阴时段相关联的脏器是心和肾。在《伤寒论》中，如果人体出现心肾阳气不足的症候，就被称为"少阴病"。

　　少阴之后就是属阴的最后一个时段，厥阴。《黄帝内经》

云：厥者，尽也。厥阴就是阴气的运行即将走到尽头的意思。厥阴所主的时段是凌晨1点到早晨7点，即丑、寅、卯三个时辰。人体的肝与厥阴时段相关联。在《伤寒论》中，当人体肝阳不足，或者阴阳交互出现问题时，就被称为"厥阴病"。

　　细心的朋友们可能已经发现了阴阳所属时段的不同之处。属阳所主的时段，首尾相连，没有相互重叠的现象。而属阴所主的时段，相互之间只差一个时辰，其他时间都是相互重叠的。例如丑时，即凌晨的1点到3点，属阴的三个时段都包括了这个时辰，太阴、少阴、厥阴在这个时段重合。

　　阳和阴这种不同时段的分属特点，揭示了人体什么样的生理、病理规律呢？

　　在讲清楚这个问题之前，我要先说一下《伤寒论》的系统论观点。张仲景在《伤寒论》中将人体疾病大体分为六大类。这是因为在张仲景看来，人体各组织器官既互相关联，又有各自独立的系统。各个系统之间互相影响，呈现出随着自然界阳气的变化而变化的规律。所以古人会用命名自然界阴阳时段变化的方式来描述人体的生理、病理规律。

　　张仲景在《伤寒论》中揭示的人体六大系统是什么呢？

第一个是少阳系统。这个系统主要分布在人体的侧面，从眼睛开始，进入脑部，接着到胸腔，然后下到两侧腹部，再到生殖系统，最后一直到足部。其核心脏器是胆，关联经脉是足少阳胆经。

第二个是太阳系统。这个系统走行于人体头后部、颈后部、背部、腰部、大腿后侧、腘窝，直到足底。其核心脏器是膀胱，关联的经络是足太阳膀胱经。

第三个是阳明系统。其走行方向是从前额部、面部，到胃肠，最后抵达足部。其核心脏器是胃和大肠，关联经脉是手阳明大肠经和足阳明胃经。

第四个是太阴系统。其核心脏器是脾，关联经脉是足太阴脾经。

第五个是少阴系统。其核心脏器是心、肾，关联经络是手少阴心经和足少阴肾经。

第六个是厥阴系统。其核心脏器是肝，关联经络是足厥阴肝经。

这六大系统好似组成汽车的模块，如底盘、引擎盖、车门、发动机等。只要将这些系统组合在一起，再加上经脉、骨骼、肌肉、皮肤、毛发等"附件"，就形成了完整的人体。由此可见，人体是由多个系统有机地组合在一起的。因此，系统分类才是更为科学的分类方法。

西医学目前采用的分类方式主要以人体部位和功能为依据。这种分类方式使得分科变得越来越细。基于这样的认知，西医学的科室设置也是以人体部位和功能为标准划分的，如消化科、皮肤科、乳腺科、呼吸科等。这样的科室设置，对于治疗局灶性疾病和消除局灶性症状有一定的作用，但对于大系统疾病，则是要通过会诊等方式来制订治疗方案。

另外，由于分科设置，专科医生往往重点关注自己科室的问题是否已经解决。在治疗专科疾病时，很难明确每一次治疗是否会对患者身体的其他系统造成影响。如果不能认识到人体系统规律的客观存在，上述问题将会一直存在于临床中，难以得到妥善解决。如果我们能够结合人体系统规律，并采用有效的治疗方法，就有可能治愈更多的疑难杂症，造福人民。

了解了人体的六大系统后，我们就可以清楚地知道，人体属阳的三个系统分别在白天的不同时段发挥作用。在每个系统所主的时段，它们都有各自重点的生理功能。例如太阳时段，从上午9点开始，人体的阳气逐步布散到体表皮肤，以帮助人体保持体温，防止寒气或细菌、病毒等侵入。因此，属阳的三个系统所主的时段是不重叠的。

到了晚上9点，人体进入属阴的三个系统所主的时段。这三个时段都有交叉重叠的现象。我推测，这可能是因为人体在夜间的主要任务是排出体内的代谢产物、修复和再生细胞。虽然这种修复和代谢有先后顺序，但机体抓住睡眠的时机，可以安排多项任务同时进行，提高人体组织和细胞的修复效率，增强人体排出代谢产物的能力。

从以上论述可知，人体内各项功能的运行是以单个系统为基本单元，然后多个系统相互组合，共同形成复杂的人体大系统而完成的。这些单个系统不仅有其特定的内部关联方式，且其分布也有特定的部位。系统的运行还呈现出明显的分时效应，也就是说，每个系统都是在特定时段活跃运行的。这些系统运行时段与自然界的昼夜变化存在密切关联性。

由人体阴阳系统的昼夜变化规律可知，晚上 9 点到凌晨 3 点是人类睡眠的最佳时段。因为从晚上 9 点开始，人体的阳气要进入太阴时段；凌晨 3 点，人体的阳气生发，进入少阳时段。这样的运行规律并不以人的意志为转移。我们人类只能顺应这样的规律去生活，而不是自以为是地违背规律。

前面提到，属阴的三个系统所主时段中都包含丑时，即凌晨的 1 点到 3 点，可见这个时段是人体最重要的修复时间段。在此，我想提醒那些喜欢熬夜的朋友，丑时的睡眠收益率是全天中最高的，千万不可错过。夜猫子朋友们，为了你们的健康，请尽可能地保证自己在凌晨 1 点到 3 点期间进入深睡眠状态。

有些朋友会说，我只要睡满八个小时就行，无论什么时间去睡都可以。现在看来，这种观点显然是错误的。早睡早起才是顺应自然规律的健康生活方式。

为了让大家更好地理解人体是由各个系统组成的事实，以及让大家能更明白这些系统理论是如何指导临床疾病治疗的，我在下面的论述中以高脉管压力综合征和恶性肿瘤为例，讲解一下系统理论的应用问题。

第三篇

高脉管压力综合征

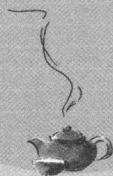

提到高脉管压力综合征，大家对它一定是陌生的，因为它是我命名出来的一个疾病。我之所以提出这样一个疾病名称，是因为我个人认为目前通行的"高血压"概念并不能涵盖所有脉管压力升高的疾病问题，而且类似"高血压"这样的疾病命名方式还容易让人产生误解，使治疗方向走偏。

下面，我们先来说一说高血压，以便大家能够更好地理解后面要提到的高脉管压力综合征。

提到高血压，我相信大多数人都听说过，因为每个人的身边一定少不了高血压患者。国家心血管病中心的数据显示，中国高血压患者数约为 2.45 亿，中国 18 岁及以上居民高血压患病率高达 27.5%，意味着大约每四个成年人中就有一个是高血压患者。

高血压究竟是如何形成的呢？尽管现代医学如此发

达，医疗研究人员还是没有完全搞清楚高血压的发生原因。因此，《内科学》将高血压表述为发病原因不明，以血管压力增高为特征的疾病。除了血压升高，人体还会出现诸多因为血压升高而引发的继发性疾病。

目前，西医对于高血压多采用控制血压的方式来治疗。患者需要长期服用降压药，乃至终身服药。即便如此，许多高血压患者还是因为高血压引起的继发性疾病而失去生命。当然，其中有一部分患者可以通过针对性治疗来缓解症状，延长生命。但如何更好、更全面地控制血压，以及提前预防高血压并发症等问题始终没能得到有效解决。

为什么高血压多通过长期服用药物来控制血压的方式治疗，而不从根本上将其治愈呢？这是因为人体血压调控的机制还不够清晰。究竟有哪些因素会导致人体的血压升高呢？

统一的高血压诊断标准是不客观的

在探讨高血压原因之前，我想先理清几个概念。

目前心血管医生诊断高血压的主要依据是《中国高血压防治指南》中的诊断标准。简要来说，人体在未服降压药的情况下，在诊室非同日三次测量，血压的低压值和高压值都分别超过 90mmHg 和 140mmHg，就可以诊断为高血压了。

个人认为，这样统一的高血压诊断标准是不全面的。

我先说一下人体血管压力的维持标准问题。人体的血管之所以要维持一定的压力，主要是为了给全身的组织器官进行血液灌注，以保持它们的正常生理功能，满足人体的各种生理需求。但人体的血压值需要维持在多少数值范围内算是正常，超过或低于多少数值算不正常呢？

当大众普遍接受《内科学》中高血压的诊断标准后，大家就会习惯性地把低于诊断标准中正常血压值下限的血压称为低血压，而把高于诊断标准中正常血压值上限的血压称为高血压。但在实际生活中，我们可以发现有不少不符合诊断标准的异常血压现象存在。这些现实案例说明，目前通行的高血压诊断标准或许尚有进一步优化的空间。

有位在医院上班的朋友告诉我，她的一位同事甲有个很特别的症状。每当甲的血压高压值达到 100mmHg 时，她就会感觉到头痛、头晕。如果此时甲及时服用降压药，将其血压值降下来一些，她的头痛、头晕症状就能明显缓解。

按照现在的高血压诊断标准来看，甲的血压值是完全正常的，甚至还会有点偏低。但从服用降压药就能够缓解甲的头痛、头晕症状来推测，甲的血压值对其自身来说确实偏高了。

还有另外一个案例也能说明问题。

有一次，某县城的一位企业家去厦门出差，突发头痛、头晕症状。当地朋友急忙将他送往厦门某医院急诊科救治。急诊科医生给这位企业家测血压，结果显示企业家的血压高压值竟然达到了不可思议的 238mmHg。由此可以推断，这位企业家平时的血压值应该是远高于高血压诊断标准的。

据企业家身边的朋友说，这位企业家之前也去检查过血压，医生发现他的血压值偏高，就让他服用降压药。但奇怪的是，企业家服用降压药之后，反而出现了之前没有的头晕等不适症状，于是企业家就自行停服了降压药。停药后，他的头晕等不适症状全都消失了。这又从另外一个角度说明，这位企业家正常生理需求的血压值应该是超过高血压诊断标准的。他的血压值只有维持在较高的水平，才能保证他体内各脏器的正常血流灌注。

另外，我在临床门诊中也时常遇到这样的案例。患者的血压值完全正常，却存在头晕、头痛等高血压症状，而且患者的寸口部位呈现紧绷的脉象。将患者的体征和症状参照起来看，他已经可以被诊断为高血压了。

这些案例足以说明，若仅以统一的血压值范围来诊断高血压，并不能很好地体现血压值的个体差异化。

人体血压值的客观测量思路

　　怎样的血压值标准才能更全面客观地反映人体血压的异常呢？我认为理想的指标设定，应该是以人体平时血压波动的平均值作为基础血压值的参照。当人体的血压值超过基础血压值的一定比例，例如10%～15%，且其血压值曲线呈现出缓慢抬升的趋势，便足以表明，此人的血压已经进入疾病前期的上升阶段。如果他此时还伴有头痛、头晕、胸闷等症状，无论其血压值如何，都可以将这种情况诊断为高血压。但我更愿意将这种病理状态称为"高脉管压力综合征"。

高血压命名的不足

　　"高血压"这一疾病名称容易让人产生一种错觉：只要血压值降到正常范围内，人体就健康了。这时无论是专科医生，还是患者本人，在大多数情况下都只会重点关注血压值的变化，而忽略身体其他组织的病变。虽然专科医生也会让患者做一些重点器官的监测检查，但限于目前检查设备的精度，以及对于机体异常机制认识的不足，这些检查设备只能在器官发生器质性病变时才能出具异常结果报告。而对于那些正处于病变过程中，检查设备又无法发现其病变的疾病，大多数医生很难准确诊断。其中既有相关基础理论及检测技术发展不足，医生缺乏客观依据进行判断的原因；也有疾病表现隐匿、复杂，要求医生要具备极强主观诊断能力的原因。正是由于存在这些原因，使得高血压患者的并发症预防工作变得较为困难。

不仅高血压存在这种现象，许多疾病也存在类似的情况，如糖尿病。

当某位患者被诊断为糖尿病后，专科医生就会给患者开一些降血糖的药，或者胰岛素针剂。患者在服用降糖药或注射胰岛素的过程中，每日关注的重点就是血糖值的变化。只要其血糖值维持在正常范围内，患者就放心了。而事实是，当一个人身体的血糖值升高时，意味着其身体微循环已经障碍到一定程度了。这时的治疗不仅要控制血糖水平，更要重点改善患者体内的微循环状况，以防重要器官发生器质性病变。

2024年4月初，我接诊了一位70岁的男性患者，他被查出胰腺癌晚期，肿瘤已转移到他的肝脏和腹膜后淋巴结。这位患者是在四年前被查出身体血糖值升高的。患者本人及其家属四年来只重点关注如何维持血糖值的正常，而忽略了对身体其他器官的监测。

　　患者的胰腺癌晚期，是在他突发全身黄疸，急诊入院检查时发现的。这位患者在被查出胰腺癌晚期一个月后就离世了，真是令人遗憾。如果四年前患者被查出血糖值升高时，除了服用降血糖的药物，还去找中医诊治，服用中药，或者用其他治疗方法改善肝脏和胰腺的微循环状况，那么就有可能在一定程度上预防胰腺癌的发生，或者推迟胰腺癌的发病时间。

　　另外一位患者也给我留下了深刻的印象。当时他55岁，已有数年的糖尿病史，主要通过注射胰岛素来降糖。有一次我们在一起吃饭，其间他离桌一会儿。他回来后，我问他何事，他说去给自己打胰岛素。那时大约是11月份的样子。两个月后的某一天，他突发脑血管意外，倒在办公室里。同事将他急送医院救治，但终究未能挽回他的生命，令人惋惜。

　　这两个案例提示我们，对于糖尿病患者来说，降糖治疗是必要的，但稳步改善微循环状况、不断增强免疫力，才是避免或推迟重大疾病发生的治本方案。

　　无论是高血压，还是糖尿病，都是以人体某项异常指标来命名的。这样的疾病命名方式既有利于民众的记忆，也便于快速传播。但由于这种命名方式只能反映出疾病的片面特征，并不能概括系统异常的全貌，所以容易麻痹医生、误导患者。这既不利于人们全面正确地理解疾病，也不利于疾病的正确治疗，对于预防疾病同样无益。

基于这样的认识，我个人认为现在的疾病命名方式和疾病分类需要重新研究，并对它们进行修改。

正如我前面提到的，可以将由于脉管压力增高所引起的各种症状命名为高脉管压力综合征。这样只要具备相应的临床症状和体征就可以进行诊断，而不只是单纯依据血压测量值的结果来确诊。当然，血压值也是其中的诊断指标之一，但不是唯一的决定性诊断指标。

在这里，我可以举一个案例来说明以高脉管压力综合征来命名此类疾病的优势。

一位 59 岁的女士，以心悸、胃脘部疼痛为主诉来找我看病。此前两周，她还被查出胃幽门螺杆菌阳性。这个阳性检查结果让她忧心忡忡。她先是到一家医院的消化内科就诊，专科医生给她开了三联抗生素服用。才服药一周，她的身体就已经出现了食欲不振、胃部疼痛等不适症状，于是她自行停药。另外，为了缓解心悸症状，她也前往某医院的心内科就诊。专科医生给她开了各项检查，结果显示她的心脏功能并无明显异常。医生就让她服用一些稳定心率的药物。据患者说，她在服用稳定心率的药物期间，心悸症状有所缓解，但只要一停药，她的心悸症状又出现了，无法根治。

于是，她来找我看诊。听完她的叙述之后，我诊了她的脉，她的脉表现出弦紧的脉象。弦紧是中医描述脉象的术语，通俗地说，就是她手腕部的桡动脉呈现紧绷的状态。这是高脉管压力综合征的典型体征。

这位女士除了心悸和胃痛，还有怕风怕冷、眼睛干涩、大便偏稀等症状。血压测量结果显示，她的血压值在正常范围内。

该如何治疗这位女士的诸多症状呢？大多数人可能会认为，胃痛应该要去消化科诊治，心悸要去心内科诊治，大便偏稀也归属于消化科的诊治范畴，眼睛干涩应该要到眼科去看。我推测，如果她去眼科看诊，可能会被眼科医生诊断为眼干燥症。但从实际的结果来看，专科的治疗效果并未能达到患者的预期。

高脉管压力综合征

　　在我看来，这位女士的各种症状基本上都可以归结为脉管压力增高导致的高脉管压力综合征。

　　人体循环具有这样的特点：当人体脉管压力增高时，身体那些毛细血管分布丰富的部位，如眼部、胸部、肝区、盆腔、外生殖器、肛门周围等，会出现充血的现象。当这些部位充血，就有可能会出现相应的症状，如眼睛作胀、胸闷、肝区不适、小腹坠胀、外生殖器发红、肛门瘙痒等。这些症状看似分属不同的治疗科室，但归根结底都和脉管压力增高有关。

　　心悸也是这样形成的，当脉管压力高的时候，心脏的负荷一定是增加的。当心脏以平时的工作状态无法应对增大的脉管压力，就需要加快心率，这就有可能会引发心律不齐，从而表现出心悸症状。

　　至于脉管压力增高会出现哪些临床症状，取决于每个人的体质状况。例如，有些人心脏储备功能完好，即便脉管压力升高到一定的程度，其心脏也能承受增加后的负荷，不会出现心悸症状。但如果其头部属于身体的薄弱部位，就可能表现出头面部和五官的症状，像头晕、头痛、耳鸣等。无论其症状如何变化，成因都可归结为脉管压力增高。

　　由此可见，这位女士的诸多症状都可以从降低脉管压力的角度去治疗，而不必分多个科室去看诊。于是我给她开了中医处方，核心治疗目标就是降低其脉管压力，改善她身体的微循环状态。这位女士服用我开的药后，胃痛和心悸的症状全部消失，达到了预期的治疗效果。

　　大家看到这里，一定想问一个问题，人体的脉管压力为什么会增高呢？它和人体内的哪些因素有关呢？如果能够把这些致病因素弄清楚，我们就可以从解除造成脉管压力增高因素的角度入手，治疗相关的疾病了。

造成人体脉管压力增高的因素有哪些呢？我想从维持人体血压因素的角度来探讨。

人体的脉管系统是个封闭的系统。对于每个人来说，全身血容量和血管面积都保持在相对恒定的数值。在未发生血压升高之前，脉管压力的变动幅度处在能够满足人体正常生理需求的范围之内。当人体内的某些因素发生变化时，人体的脉管压力也会相应地发生变化。

一般来说，人体内发生变化的因素常常和人的整体状况有关。所以我经常强调，高血压患者不能只盯着血压计，而要定期进行全身检查，同时配合生活习惯的调整，并使用一些中医治疗方法，如服用中药、刮痧、艾灸等进行体质调理，改善身体的微循环状况，这样才能更好地预防人体核心脏器出现严重的问题。

有效血流面积减少是
造成脉管压力增高的主要因素

在造成脉管压力增高的诸多因素中，我认为人体有效血流面积的减少是造成脉管压力增高的主要因素。

什么是人体的有效血流面积呢？众所周知，血液在血管中流动，人体内可容纳血液流动的所有血管（包括动静脉）展开面积的总和，我将其称作"有效血流面积"。影响人体有效血流面积大小的因素，大致有个人体质、血管壁弹性、神经调节、血黏度等。

在血液总量和血压输入值大致恒定的情况下，如果人体循环系统的有效血流面积减少，血管压力值就会随之增大。因为单位有效血流面积的压力值等于血压输入值除以人体总的有效血流面积，分母小了，结果数值自然就变大了。大家只要用小学时学的简单除法，就可以自行算出结果。

有人肯定会质疑：难道不会有其他因素影响血压结果吗？用这样简单的除法来判定血压值，是不是太粗糙了？

当然，还有很多因素会影响血压值，但我认为，那些未考虑到的因素并不影响我用这个简单粗糙的公式，大体判断血压值的结果，并根据判断结果来治疗和预测疾病。

为什么人体循环系统的有效血流面积会减少呢？

在福建中医药大学博物馆一楼，设有一个人体标本展厅，其中展示着人体全身血管标本。每次去博物馆，我都会去仔细看看那具人体血管标本。在标本上，我可以清晰地看到人体血管网呈倒置的树形分布，主血管的管径尺寸比较大，后续分支血管的管径变得越来越小，直至那些管径最小的微血管。

每当我看到那些人体血管，我的脑海里就会浮现出一个想法：如果那些微血管都堵塞了，大血管的压力会不会升高呢？我想答案是肯定的。小血管中的血没地方去了，只好跑到大血管中去，大血管就会变得拥堵起来。因此，我联想到了有效血流面积这个影响血压的因素。

　　这里举一个生活中的例子，或许能够帮助大家更好地理解微血管堵塞后大血管压力升高的原理。

　　人体的大血管就犹如城市中的主干道和次干道，而微血管则是单行道或一些小路。当这些单行道或小路都畅通无阻时，不仅可以容纳不少车辆在其中行驶，还可以分流一部分来自主干道和次干道上的车流量。大小道路相互配合，顺畅运行，城市的交通因而井然有序。

　　当这些单行道和小路被乱停的车辆和杂物占道时，不仅主干道和次干道上的车无法往这些小路上分流，而且原本行驶在这些小路上的车辆也只能往大路上去。这样就会造成主干道和次干道上的车流量明显增加。这种车流增加现象就类似于人体大血管压力升高，都是由于"微小道路"被堵塞导致的。

　　由此可知，微血管的堵塞可能是人体有效血流面积减少的重要原因之一。

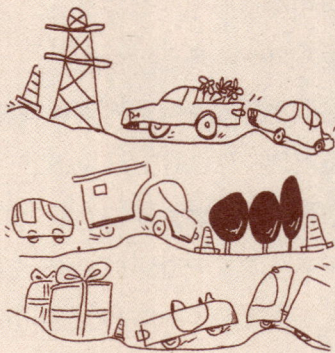

小路堵了，
大路也会慢慢堵上。

微血管堵塞的影响因素

哪些因素容易造成人体微血管堵塞呢？

第一个可能的因素是人体血液的血黏度增高。血液是流动的液体，当血液黏度增高时，流动性就会下降。这样不仅会造成脂类等物质附着在血管壁上，使血管管腔变小，还会导致一些微血管直接堵塞。这两种情况都会导致人体的有效血流面积减少。

人体的血黏度为什么会增高呢？长期熬夜、出汗太多、代谢障碍等都可能引发人体的血黏度增高。因为这些因素要么使人体内的水分和电解质流失过快，要么让血液中的内容物增多，最终都会造成血黏度增高。

　　第二个可能的因素是微血管收缩。当人体热量不足，或者摄入太多低于体温的食物，又或者长时间身处寒冷的环境且没有足够的衣物保暖时，都可能会出现人体微血管痉挛收缩。典型的例子是，有些人在空调房睡觉，脚受凉后出现小腿抽筋的现象。这就是人体局部热量不足引起血管收缩的结果。人体内处于收缩状态的微血管越多，人体的有效血流面积就会减少得越多。

　　中医常告诫人们要注意保暖，不要受寒，其实就是为了让大家防止身体的微血管因温度过低、热量不足而发生痉挛收缩的情况。

　　第三个可能的因素是人体的血容量不足。当人体血容量不足时，许多微血管得不到充足的血液灌注。久而久之，这些微血管就会萎缩，丧失循环功能。随着失去循环功能的微血管数量越来越多，人体的有效血流面积也会随之减少。

　　有些女性来月经时出血量很大。年轻时，她们身体的造血功能良好，尚能承受每月偏多的月经量。然而，随着年龄的增长，她们的心肺功能和造血功能逐渐下降。如果此时她们的月经量还是如之前那么大的话，就有可能导致其体内的血容量逐步减少，微血管灌注不足，进而引发部分微血管萎缩，致使身体有效血流面积减少。

第四个可能的因素是先天微血管堵塞。孩子在出生的那一刻，其体内的微血管通畅程度基本定型。一般来说，如果孩子父母的微血管通畅程度高，孩子身体的微血管也会较为通畅；如果孩子父母身体的微血管堵塞严重，孩子身体的微血管也容易发生堵塞。

例如，某些中医在给孩子望诊时会说，孩子鼻梁根部有青筋横过，说明脾胃功能不好。医生做出这样的判断有依据吗？我认为是有一定依据的。当孩子鼻梁根部有青筋横过，意味着孩子肝脏内的静脉大多处于堵塞状态。这种静脉的堵塞状态，不仅会影响孩子的消化功能，还有可能导致孩子出现其他疾病。有些孩子在年幼时就发作一些严重的疾病，这往往与其先天微血管堵塞严重有关。

2024 年 8 月初，我曾经的一位学生告诉我，他小舅子的女儿 6 岁，刚被查出脑部长了一个 4cm 大小的肿瘤。由于脑部的视神经受到肿瘤压迫，她已经出现了斜视现象。

年龄如此小的孩子就患上脑部肿瘤，大多与其先天微血管不畅有着密切的关系。

因此，夫妻在生育之前进行适当的体质调理，改善各自身体的循环状态，是有助于孕育一个更加健康的宝宝的。

第五个可能的因素是微血管数量减少。西医在治疗某些疾病时，会采用手术切除人体器官的方法，如女性的子宫全切除手术。当某位女性的子宫被切除了之后，子宫中丰富的微血管网也被相应切除。即便切除部位再增生出部分微血管，其产生的有效血流面积也远不及被切除的部分。虽然这种情况不属于微血管堵塞，但实际结果也类似于子宫中的微血管全部被堵塞了。所以，人体某些器官被手术切除的情况，同样会造成人体有效血流面积减少。

除了上述五个会引起人体微血管堵塞的因素，可能还有许多其他我没有提到的、未知的因素，但这并不影响我们理解微血管堵塞会导致人体有效血流面积减少，进而造成血管压力增高的原理。

人体储备血循环

　　当人体内微血管出现部分堵塞，有效血流面积部分减少时，人体的脉管压力并不会马上升高。这是因为身体会启动应对措施，以维持血管压力的稳定。其中，最重要的应对措施就是启用储备血循环，而这些储备血循环主要来自肝脏。肝脏中含有大量微细血管，具备储存和输送血液的功能。人体肝脏中的储备血循环，占全身血流面积的15% ～ 20%。机体可以通过启用肝脏中的这些储备血循环，来应对有效血流面积减少导致的血压轻度升高。

　　即便人体血管压力轻度升高，也不会马上出现由于血管压力升高所导致的症状。这是因为人体具备一定耐受血管压力升高的能力。我将人体能够耐受的血管压力值称为"储备血管张力"。每个人因体质的不同，其储备血管张力值的大小也不同。正常情况下，储备血管张力值越大，人体突发心脑血管疾病的概率就越低。

肝脏中的储备血循环，恰似城市公园里的防洪湖。平日里，防洪湖是很好的城市景观。当暴雨来袭时，地面会在短时间内蓄积大量的雨水，如果这些积水无法很快排掉，就可能会引发城市内涝。相反，如果蓄积的雨水能够通过地下畅通的排水管道排入防洪湖中，那么城市道路上就不会有积水，或者只会短暂存在积水。

正是由于防洪湖具有储备库容，才能避免城市在暴雨天气时出现内涝。这些看似只是风景的防洪湖，在关键时刻却能够对城市排水起到重要的疏导功能。我们肝脏内的储备血循环也和防洪湖一样，能够在人体血压升高时瞬时启动，以维持人体血压稳定。

因此，人体肝脏、胰腺等消化器官的循环通畅程度，与个人身体健康有着密切的关系。

在现实生活中，我们可能会有这样的印象：每到季节

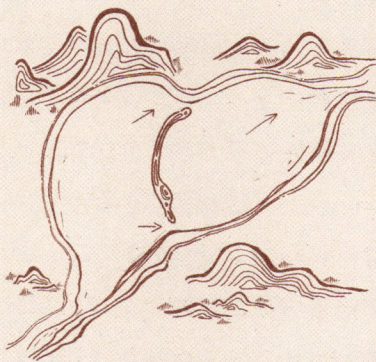

肝脏好比防洪湖，
库容足才安全。

转换时，比如冬季到春季、夏季到秋季，不少人会出现身体的不适，如头晕、发热等症状。有些孩子每逢季节变换，就容易出现感冒、腹泻等不适状况。有些人在换季时，甚至还可能会患上重大疾病，如出现心脑血管意外，危及生命。

去年冬至前后，我认识的一位 60 多岁的男士，在胸闷发作四五日后出现脑出血，不能言语，瘫痪在床，至今仍在康复治疗中。这位男士的突然发病，很可能与恰逢节气有一定的关系。

为什么一到季节转换，有些人就容易生病呢？这和一个人肝脏的储备血循环是否充足，或者说与储备血管张力值大小有很大的关联性。因为在季节转换时，特别是在节气前后，自然界的温度、磁场等都会有明显的变动。有些变动我们可以感受得到，但有些变动我们是无法察觉到的，只能通过观察自然界中动植物的变化来感知节气的转换。

当自然界的温度和磁场发生变化，我们人体也会产生相应的变化。这些变化多表现为人体血液分布改变，或者人体有效血流面积变化，进而影响人体的脉管压力。

例如，进入冬季时，自然界气温降低，人体体表皮肤血管收缩，导致体表微血管部分关闭，机体散热功能下降，人体有效血流面积减少，体内热量增加，脉管压力也相应升高。

对于内脏血供不足、热量不足的人来说，人体在冬季的这种生理变化反而是有利的，原有的一些不适症状可能会不药而愈。

有位朋友告诉我一个奇怪的现象：有时她在福州咳嗽的症状很厉害，这时只要飞到北京，咳嗽症状就没有了。

为什么会出现这种"南咳北愈"的现象呢？这是因为北方地区的地气偏于沉降，类似冬季的气候特点。我这位朋友的肺部供血不足，在地气沉降的地方，她肺部供血会增加，循环得以改善，反而有利于咳嗽的康复。

由此可见，不同的地域具有不同的气候特点，对人体健康状况的影响也是不一样的。

中国传统文化里有"福地"一说，是指某一地域适合某人在那里生活和工作。从人的体质和自然界相协调的角度看，这种说法有一定的道理。当某地气候有益于某人的身体时，该地域就是这个人的福地。就像我前面提到的那位朋友，北京可能是她的福地，因为她到北京就不咳嗽了。

刚才说到冬季的气候变化和北方地区的气候特点，这些变化和特点对一些人的身体健康有利，但对另外一部分人来说，情况却正好相反。

有些人内脏热量本就充足，脉管压力已然偏大，平时容易出现头晕、胸闷等症状。到了冬季，他们体内的热量会变得过剩，脉管压力也会因为体表部分微血管关闭而升高。身体的这些变化会让这群人容易出现发热、头晕、胸闷、咳嗽等不适的症状。

假如他们的肝脏储备血循环充足，身体便可以通过启动肝脏中的储备血循环来应对血管压力增高的情形，以帮助他们平稳度过季节变换的时期。

假如他们的肝脏储备血循环不足，身体的脉管压力就会因冬季来临而快速上升。如果他们体内血管的管壁比较脆，或者心脏功能偏弱，就可能会出现因血管压力升高导致的脑血管破裂，或者心搏骤停等现象。由此可见，肝脏储备血循环在预防重大疾病方面具有重要的临床意义。

　　我经常用家里的存款比喻说明储备血循环的意义。人体的储备血循环就好比是每个家庭的银行存款。平时，这些存款是用不到的，只是静静地"躺"在银行账户上。这是因为我们每个月都会有一定的收入，能够维持家庭的基本支出。在没有出现额外支出的情况下，收入和支出大体能保持平衡。

　　然而，并不是所有的家庭都能长期风平浪静。有时会出现家人生病，需要大额治疗费用的情况；有时家人决定购房，需要大笔的首付资金；有时父母想送孩子去国外留学，需要支付高额学费。这些费用都是家庭日常支出之外的大笔开支。此时，家庭若无银行存款作为备用金，家人就只能向他人借钱，或者向金融机构贷款。如果借不到钱，也贷不出款的，家庭就会因此陷入经济危机，也就是家"生病"了。

　　因此，每个家庭在收入允许的情况下，很有必要留存一定额度的存款，以备不时之需。另外，部分人的"月光"思想，也就是把每个月的收入都花光的习惯，显然不足以应对突然出现的经济困境。

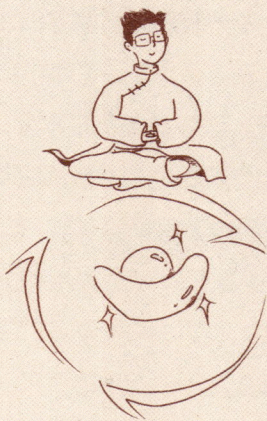

家里要有存款，
身体要有气血。

中医的"脾"是什么

　　《黄帝内经》说：四季脾旺不受邪。这句话的意思是，当人体包括肝脏、胰腺在内的消化器官循环良好且功能正常时，人体就不会因为季节变化而感受外邪生病。从某种意义上说，人体充足的储备血循环，是人体良好免疫力的重要组成部分。

　　中医理论中所说的"脾"是指什么脏器呢？是西医解剖学中人体最大的淋巴器官吗？

　　从中医理论关于脾的功能论述可以看出，中医所说的"脾"不是西医解剖学中的"脾"。脾是中医理论中的五脏之一，它大致包括西医解剖学中肝脏、胰腺、胆、十二指肠等器官的具有消化功能的部分。换句话说，脾是由这些和消化功能相关的器官组合起来形成的消化集合体。中医对其他脏腑的定义大致也和脾一样，是以其主要生理功能为核心形成的功能集合体。

脾在中医理论中相当重要，被称为"后天之本""气血生化之源"。称脾为"后天之本"，是相对于肾为"先天之本"来说的。所谓"后天之本"，指人脱离母体之后，营养供给完全依赖于以脾为核心的消化系统。只有脾的功能正常，人体的消化功能才能正常，人的生命才能得以延续。"气血生化之源"说的是人体必需的各类营养物质，特别是气血，都是由脾等消化器官来生成的，所以说脾是人体气血生成的源头。只有源头活力充沛，人体才能有赖以生存的生命活水。

脾好，身体就好

众所周知，人的健康与否和消化系统功能是否正常息息相关。很多孩子个头长不大、胃口不好，大多和他们脾的功能偏弱有关。

由此可见，要想预防疾病的发生，保护好脾的功能非常关键。中医理论认为，脾为五脏之一，性质属阴，喜温。若人们吃太多寒凉的食物、过度疲劳、出汗过多、饮食过饱、思虑过重等，都可能导致脾的功能损伤。很多情况下，由于这些行为对脾造成的后果不会马上显现，所以人们不一定会注意到这些行为和脾的损伤之间有关联性。这就可能会让一部分人脾的功能持续受到不良行为影响，直至发病。

　　例如，现在不少年轻人喜欢吃冰冻的食品或饮料，这些贪凉饮冷行为就会对他们身体的脾造成损伤。有些年轻朋友乐观地认为，只要这些食品或者饮料是低糖或者低热量的，就不会对自己的身体健康造成损伤。然而，实际情况并不是这样。当我告诉他们要多吃温性的食物时，他们对我说："你看欧美的人，常年喝凉水，不也照样过得好好的。"年轻朋友的这种说法看似依据充分、很有道理，实则经不起推敲。

　　不少欧美国家的人确实没有喝温开水的习惯，他们常年都是喝常温水，或者喝从冰箱里拿出来的冰水。因此，不少国人就会认为，既然欧美国家的人都这么喝水，自己学着他们喝，应该也没问题。

　　持这种观点的人可能忽略了一个关键点，那就是体质差别。以白种人为例，白种人和我们黄种人的体质是有差别的。白种人的肠道热量更为充足，从肉食在他们的饮食结构中占比较大就可以看出这一点。因为大量的肉食必须依靠足够的肠道热量才能被充分消化，所以肠道热量高的白种人会有饮用凉水的生理诉求，抑或他们根本就没有想过要改变喝凉水的习惯。

　　总体来说，我们黄种人的肠道热量不如白种人高，这一点从国人的肉食消耗量偏少就可以看出。当然，不同区域的黄种人饮食类型也有所不同。例如，中国北方和部分边疆地区的同胞，就会进食较多的肉食和奶制品，这或许也是他们胃肠道热量比较充足的缘故。但中国南方和沿海地区的居民，其食谱中肉食的占比就会相对少一些，这是由于这些地区的人胃肠道热量不够充足。鉴于这种情况，他们的消化系统更适合摄入温性食物，而不适合饮用凉水或冰饮料。

　　此外，白种人饮用凉水的生活习惯，对他们来说不一定是最健康的饮食习惯。有一个现象或许可以佐证这一点，在美国，他们的肥胖人数及个人的肥胖程度均是超过我国国民的。从中医角度来说，肥胖的主要原因是人体脾的运化功能下降，导致大量代谢产物在体内堆积。从肥胖的结果来推测，美国肥胖人群脾的功能应该是严重下降的。

　　为什么这些人脾的功能会下降呢？其中一个很可能的原因就是他们摄入过多的寒凉食物，比如凉水和冰冻饮品。

长期摄入这些食物，会导致脾的运化功能下降。与此同时，他们又摄入了大量的高蛋白和高糖食物。只要摄入的蛋白质和糖类超过身体需求，它们就可能会转化为代谢产物堆积在体内，导致肥胖的发生。也许他们还没有意识到，喝凉水和本国肥胖病发病率之间存在正相关的关系。

因此，我们在保养自己身体时，对于其他国家国民的饮食和生活习惯不要盲目照搬照抄，而要根据自身的体质特点来保养身体。

当我们把脾的功能保护好，身体就可以有充足的储备血循环，以保证我们身体的脉管压力处于正常范围内。

人体储备血循环的个体差异性

　　另外，这里还要说一下肝脏储备血循环存在个体差异的问题。

　　有些人的肝脏等消化器官先天体积大，内部微血管数量更加丰富，这就好比城市防洪湖的库容量大。那么这些人的储备血循环相比肝脏较小的人来说，当然就会更大。因此，他们可以长时间应对有效血流面积减小的状况。

　　人体的内脏有大小不同的差别吗？答案显然是肯定的。每个人的心脏大小和自己的拳头大小差不多，而人与人之间的拳头大小明显不同。这就说明不同的人心脏大小是不同的，不同人的肝脏大小也是如此。我常说人与人之间不具备可比性，就是从人的先天内脏功能不同这一角度来判断的。因此，每个人在保养自己身体时，需要深入了解自己的身体状况，并采取符合自己身体状况的养生方法，这样才能起到预防疾病、延年益寿的效果。

古人在判断一个人的身体状况时，非常重视"先天禀赋"。现在看来，所谓的"先天禀赋"就是良好的基因遗传。当一个人出生时，如果他的家族遗传基因好，并能在他身上得到充分展现，这个孩子就会出现五官饱满、长相端庄、身材匀称的特点。这是一个人内脏功能良好、各组织器官匹配协调的外在表现。

如果一个人的长相看起来不够协调，那么其体内的脏器功能可能相对偏弱，或者体内各脏器功能之间的协调性不够好。由此可见，从人的面部长相就可以对人的内脏功能状况进行粗略判断。《黄帝内经》说：望而知之谓之神。意思是神医能做到只要看人一眼，就能知道他身体的健康状况如何。神医之所以能够一眼看出一个人的健康状况如何，就是因为人的身材、面部长相、面色、神情等，无不透露着其身体内部的情况。普通人无法看出人与人之间的细微差别，只是因为他们不具备相应的知识罢了。

古人在面相学中会说鼻子大、嘴唇厚的人比较敦厚老实，这是为什么呢？这是因为当人的鼻子体积大、嘴唇厚时，体内的肝脏体积也是相应偏大的，那么身体的储备血循环就大。这种大的储备血循环可以让他们在应对外界的各种刺激时，能保持良好的情绪状态。由于大量的血液能够储备在肝脏等消化器官中，脉管压力就能维持在正常范围内，脑部不会因为过度充血而引起兴奋，这样可以让人保持平稳的情绪状态。由于此类人消化系统的循环功能良好、情绪稳定，他们可能就会表现得相对沉稳和诚恳一些。

相反，有些人的嘴唇比较薄，鼻子也比较小。那么这个群体的人，其肝脏等消化器官的体积也会相对偏小，身体的储备血循环也不多。同等条件下，他们就更容易出现血压升高问题，这是由于有效血流面积减少而导致的。另外，他们的动脉血不能很好地形成大循环，大量的动脉血就会部分拥堵在人的上部，引起神经兴奋性增高，他们会表现得喜欢表达、思维活跃、反应迅速。这样的人性格会活泼一些，和嘴唇厚者的性格特点差别比较大。

因此，不同体质的人，性格特点也会有所不同。这个世界之所以很精彩，就是因为每个人都有着不同的性格特点。在与人交往时，我们不要苛责他人的性格特点，因为在大多数情况下，这些性格特点都是天生的。欣赏他人的长处，帮助他人改正缺点，才是与人的相处之道。从个人的角度出发，不要认为自己的体质和性格不好，只要发挥好自己的长处，都是能够找到用武之地的。古人所谓"天生我材必有用""尺有所短，寸有所长"，说的都是这个道理。

不同的人体内器官的状态存在差异性，这就可以解释一些人的疑问：为什么一群人一起熬夜、喝酒，有些人血压就高了，有些人的血压则保持正常。有些人熬夜后，第二天依然精力充沛；而有些人熬夜后，第二天就好像是被霜打了的茄子，蔫了。当然，可能还有很多其他的影响因素共同导致了这样不同的结果，但个体间的体质差异现象也是影响因素之一，是客观存在的。

外周微循环障碍对脉管压力的影响

除肝脏的储备血循环减少会导致身体有效血流面积减少而升高脉管压力外，外周的微循环障碍也会导致有效血流面积减少而升高脉管压力。

去年，一位 45 岁的女性来找我看病，她的症状是手指晨僵和手脚发麻。起初，她先去了一家医院的内分泌专科看病。专科医生排除类风湿关节炎的可能性后，诊断她患的是结缔组织病，说是由于免疫力降低引起的，于是让她服用激素类药物来控制症状。这位女士服用了三个月的激素类药物，晨僵等症状得到了一定程度的控制，但她的身体开始发胖，人感觉疲劳，上楼梯困难，有时还会出现脸肿。这位女士认为这些异常表现是服用激素药后的不良反应，她开始担心这些不良反应会变得越来越严重，于是想把激素药给停了，转用中药治疗。经别人介绍，她来到我的诊室。

这位女士的身材矮胖，面色偏红，小腹大，肌肉松软，手腕部的脉位较沉，脉搏跳动的力度偏弱。她说自己平时很喜欢吃冰的食物，也很怕热。夏季，她在家里都是睡麻将席（竹凉席的一种）过夜，而且她睡觉时穿的是薄薄的吊带睡衣。不仅如此，她还把卧室的空调温度调得很低。她保持这样的生活习惯已经很多年了。从前年开始，她的身体逐渐出现了包括手指晨僵在内的各种不适症状。

这位女士为什么会出现上述的那些症状呢？从中医的角度来说，她是由于寒邪内阻，引起阳气郁闭，久而伤气，气虚热郁导致的。换句话说，就是因为她经常摄入低于体温的食物，而且经常身处温度过低的环境，外周微细血管因温度过低而收缩闭塞，造成微循环障碍，有效血流面积减少，脉管压力增高，导致心肺负荷增大。

随着时间的推移，她的心肺无法承受长时间的、过大的负荷，于是其功能开始逐步减退。紧接着，她的身体上部因外周和下部的循环障碍，导致动脉血过度灌注，形成炎症。由于她的心肺功能及腺体功能都有所下降，她身体的血循环动力也随之不足，产热相应减少，使得四肢末端供血不足，出现手脚发麻和晨僵的临床表现。

这位女士心肺功能的减退还引起其心脏的负荷功能下降，出现上楼梯气喘的症状。外周微循环障碍又导致大量的动脉血在某些局部过度灌注，比如面部。因此，她会有脸红的体征和口腔溃疡的临床表现。这些动脉血在关节部位的过度灌注也会形成关节的炎症反应，从而出现身体关节红肿等症候特征，类似类风湿关节炎的表现。

即便出现了这些症状，患者仍然不觉得自己怕冷，这说明她自身的敏感度偏低，无法感受到体内已经发生的病理变化。这种现象就是老百姓常说的，身体好的人不病则已，一病就是大问题。实际上这些人并不是一直身体健康，只是他们的身体在逐步发生病变时，自身无法感知到，于是疾病风险就在他们的体内一直累积。当体内的微细病变量变到一定程度，就会逐渐转化为严重的器质性病变，并伴随明显症状。只有到了这个时候，身体的问题才会引起本人的重视。但在许多情况下，这时疾病常常已经进入晚期，治愈的难度会比较大。

有些人平时经常出现各种症状，可他们为什么反而更少患大病呢？其重要原因是这些人的身体敏感度高，只要身体稍有不适，他们就能敏锐地感觉到，并采取纠正措施，快速去除伤害身体的因素，及时予以干预。这样的行为恰好在不经意间消灭了小病向大病发展的可能，或者推迟了大病的发病时间。

为什么有些人身体的敏感性会高呢？

人体的感受与身体局部的感受器功能状态，以及神经传导功能、中枢神经功能息息相关。如果身体局部微循环障碍，神经感受器敏感度低，或者神经信号在传导过程中出现障碍，都会导致身体敏感度下降。因此，大多数不敏感者多存在微循环不够通畅的情况。大多数敏感者的微循环相较不敏感者来说，通畅程度更高。

判断人体微循环通畅程度的两个指标

　　要想判断人体微循环的通畅程度，还可以通过观察另外两个指标。

　　一是看人的身体柔韧度。柔韧度越好的人，其微循环的通畅程度越好。人的柔韧度和韧带的延展性关系密切。我以自己练习静坐的体会来谈一下这个问题，我刚开始练习静坐的时候，无法进行双盘腿坐。我曾尝试着使劲把腿盘起来，但足背韧带处的剧烈疼痛让我无法忍受，连一分钟都不能坚持。于是我只好先练习单盘腿坐，同时配合练习跪坐，以拉伸足背韧带。在坚持练习单盘腿坐一年半之后，我终于能轻松地双盘腿坐了。到现在，我采用双盘腿坐法练习静坐已有六年半的时间。

经过这些年的静坐，我能明显感觉到自己的脾气变得越来越温和，急躁的次数也逐年减少。这种状态在我坚持练习静坐之前是没有过的。通过练习静坐，我发现自己身体的柔韧性也在变好。这和静坐能够持续改善韧带和肝脏中的微循环是有密切关系的。

从自己练习静坐的体会中，我得出这样的结论：人体的柔韧性建立在微循环通畅的基础上。人体的柔韧性越好，性情越温和，其身体的微循环可能就会愈加良好。反之，如果一个人的性情急躁，身体柔韧性差，那就可以初步判断出他身体的微循环状态是不够良好的。

此外，我还经常通过观察一个人做事和情感的细腻程度去判断其微循环的通畅程度。我们常说某个人情感很细腻，做事很细心。这些特点不只是个人性情温和、做事认真的体现，更是一个人身体微循环细密和通畅的外在表现。

从这个角度来说，人的性格特点和行为习惯几乎都与其身体状况密切相关。要想改变一个人的性格和做事方式，或许有这样一条可行的路径：改善身体状况，特别是提升

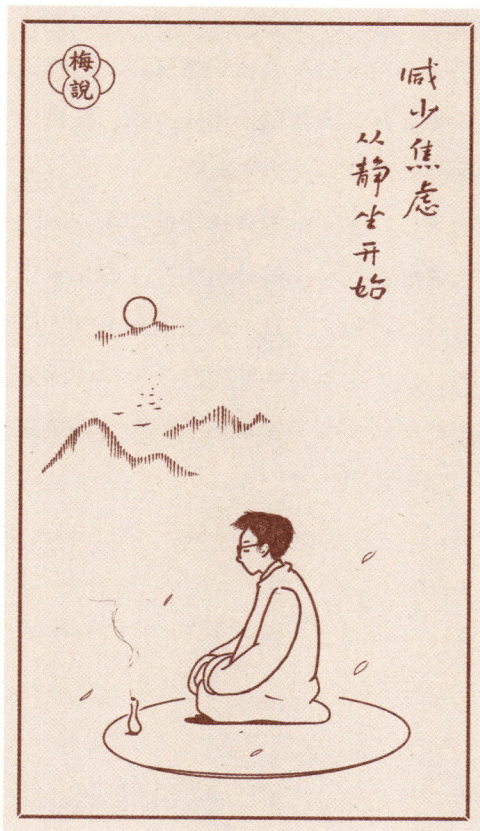

减少焦虑，
从静坐开始。

身体微循环的通畅程度。

　　静坐是一个有效改善人体微循环状况的修习方法。静坐之所以能够提升人的智慧，使人开悟，就是因为它能够改善消化系统和大脑的微循环状况。

　　然而，通过静坐来改善人体微循环状况，需要经过比较长的时间才能实现。虽然静坐的方法看起来很简单，但要长期坚持并不容易。毕竟，这个世界上绝大部分人的耐心是不足的，他们更喜欢快速见效的方法。因此，只有极少部分的人能够坚持静坐，从而达到改善微循环状况、增强体质、提升智慧的效果。

为何不可长期服用激素

　　我们回过头来说前面那位 45 岁的女士，是否可以通过长期服用激素类药物治愈症状呢？从结果来看，激素确实能够在一定程度上缓解她的临床症状。然而，从这位女士使用激素后身体出现一系列不良反应来看，长期采用该方法是不合适的。

　　为何不可以让这位女士长期服用激素呢？这和激素的作用机制密切相关。关于激素是如何起到治疗作用的，我在前文已有阐述，这里再简单回顾一下。激素最主要的作用是改变人体的血液循环分布，它会把大量的动脉血集中供应到病变部位，以达到治疗目的。由于激素改变了人体内各个部位的血液分布情况，造成人体的某些部位供血充足，而有些部位则处于缺血的状态。缺血的器官会因为供血不足和血液循环障碍而出现功能下降的情况。最常见缺血的器官就是肝脏、胰腺、肾脏等。

人体的组织器官虽然有一定耐受缺血的能力，但它们也不能耐受长时间的缺血。长时间的供血不足会造成肝肾细胞修复障碍，代谢功能降低，代谢产物堆积，同时还会伴有微循环不断堵塞的情况。如果这些器官的病变持续发展，终究会造成人体核心脏器的功能减退，甚至可能导致某些器官功能衰竭，危及生命。

我说个生活中的例子来解释一下激素的作用机制和不良反应。

在某个公司里，董事长的资金使用出现了困难，伴随着出现各种缺钱"症状"。这时，有个管理专家说他有解决此难题的方案。这位专家的方案内容是，让公司的财务部把每月需要拨给各个部门使用的资金减半，然后将这些从各个部门匀出来的资金集中起来供董事长使用。短期来看，管理专家的这一招效果非常显著，董事长资金困难的状况得到了明显缓解。

但好景不长，公司的各种问题接踵而至。各部门刚开始还能接受资金被克扣一半的现实。随着时间的推移，各部门缺资金的情况变得越来越严重，部门人员的基本工资都得不到保障。于是各部门工作人员要么饿得体力不支，要么辞职离开。总而言之，这些部门的工作都快没有人干了。公司的生产停滞，业务缩水，经营惨淡。这种恶性状况很快就影响了公司的整体收入，资金严重吃紧，公司濒临破产。

在这个例子中，管理专家建议挪用各个部门的部分使用资金来解决董事长的资金短缺问题，就好比是使用激素的效果；而各个部门被克扣资金后逐渐出现运转困难，直至影响公司的生存情况，则类似是使用激素后的不良反应。由此可见，激素治疗是典型"拆东墙，补西墙"的治疗方式，势必不能长久。

中医治疗免疫性疾病的思路

　　如果不使用激素，我们该如何治疗那位 45 岁女士的身体症状呢？下面，我来一一为大家分析。

　　首先，这位女士的心肺功能降低是由于脉管压力长期增高所致，而脉管压力增高又和身体经常处在低温环境感受寒气，进而导致人体外周微循环和与之相关联的体内微循环障碍有关。因此，先采用加温的方法补充身体的热量，身体热量充足了，原来那些由于温度过低导致闭塞不畅的外周微循环和与之相关联的体内微循环可以重新通畅。这样既利于改善人体局部的供血，又能增加人体的有效血流面积。中医最常用的加温方法是艾灸和中药，当然还可以晒太阳。我平时常用中药治病，在此就以中医开药方的思路给大家说一说。

在中医理论看来，此类由于寒邪痹阻引起的症状，必须使用温阳通络的中药来治疗。具有温阳通络功效的常用中药有炮附子和桂枝。炮附子和桂枝具有温热的特性，人服用后，会出现身体发热的现象。当人体热量充足时，身体部分微循环不畅的情况就可以得到改善。直观的改变是，患者原来感觉很怕冷、怕风，服药后，怕冷、怕风的症状能得到明显缓解。有些患者面色青白，或者手掌发白，服药后，面色或者手掌的颜色开始变红润。这些都是局部微循环改善后出现的表现。

除了使用温阳药物增加人体热量，还需要增强患者的心肺功能。这是因为心脏射血功能的强弱会影响人体外周的供血，而肺作为肺循环的主要器官，也和人体血液循环的功能状态息息相关。这位女士心肺功能下降，身体的外周和末端供血也随之出现障碍，同时还会出现乏力、上楼气喘等症状。因此，在使用温阳药的同时，还需要在治疗方案中加入增强心肺功能的药物，也就是中医常说的补气药，比如人参、黄芪等。这些补气药能够直接增强心肺功能，提升人体循环动力，促进外周血供，缓解人体乏力等症状。

当人体热量充足，心肺功能增强后，还要考虑到人体外周微循环和体内与之相关联的微循环网的通畅程度。这是因为在人体热量不足时，人体会出现微循环障碍，导致组织局部异常供血。同时，微循环障碍又会造成部分代谢产物堆积，并随着血循环滞留在一些微血管或组织间隙中，比如滞留在人体背部肌肉和结缔组织的微循环和组织间隙中。这不仅会造成人体有效血流面积减少，还会导致这些组织的通路堵塞，人体所需的各类营养物质传导不畅。这时就需要用一些改善局部微循环的药物，如葛根、鸡血藤等。这些药物能够改善人体外周微循环，让全身的循环都通畅起来。否则，即便我们给患者补充足够的热量和力量，身体还是会因为那些部位的微循环障碍，造成局部热量蓄积，出现大家常说的"上火"症状，例如口苦、口腔溃疡等。因此，在补充热量和增强心肺功能的同时，要使人体运输营养物质的"高速公路"畅通起来，这样才能让身体各部位得到及时的营养供给。

　　患者有明显的口干症状，而且喝水比较多，说明患者体内的液体成分是有所不足的。

中医的"阴""阳""气"

　　中医把人体内的各种液体成分统称为"阴液"。从西医的血常规检查可以知道，人体内的液体成分所包含的物质种类比较多，如电解质、蛋白、脂类等。这些物质都属于中医"阴"的部分。当中医说一个人"阴虚"时，实际指患者身体内某种阴液成分不足了。在治疗时，就要补充相应的成分。

　　当人体内的阴液成分不足时，其血容量和血黏度都会增高。这样就会导致人体一些重要脏器的微循环发生障碍。因此，在治疗那位女士时，不仅要增加人体热量、增强心肺功能，使关键部位的微循环通畅起来，还要增加人体的阴液成分，让血管中有充足的血容量，这样才能保证人体全身的循环通畅。

由以上分析可知，人体的微循环通畅要具备基本的几个条件：①足够的人体热量和正常的心肺功能。②循环的通路要通畅，否则动脉血难以到达身体的各个部位。③人体内的有效液体容量要充足，血液中的各种组分比例合理，能够满足人体的正常生理需求。

当人体出现微循环障碍的症状时，我们就可以从这几个角度去逐一排查，判断患者的问题到底出现在哪里，并根据诊察出来的病因逐一制订治疗策略。这样的治疗方案才是比较完善和合理的。

因此，中医的"阴""阳"并不是单纯的哲学概念，而是有具体的物质所指。从这个角度来看，那些把中医等同于哲学的观点显然是片面的。中医理论富含丰富的中国哲学思想，这些宝贵的思想理论对于了解人体、认识疾病、指导治疗都起到了重要的作用。

中医学既属于自然科学，又富含深刻的哲学思想。

首先，中医学是一门科学，是反映人体生理、病理客观规律，以及人与自然界相互呼应规律的自然科学。其次，中医治疗，不仅重视调治身体，还重视对精神和情绪的调节，具有心身医学的特点。

除此之外，中医理论中富含的哲学思想能够让人更加客观地认识人体内部、人与人之间、人与自然之间、人与宇宙之间的关系。这种客观而全面的认知，有助于我们以更加独特的视角去看待疾病，看待生命，看待世界，最终获得打开幸福生活之门的钥匙。从这一点来说，中医更是一门揭示生命奥秘的学科，其魅力无与伦比。

很多对中医不了解的朋友对于中医理论"阳""气"和"阴"的意思不是很理解。我在这里给大家通俗地说一下它们的主要含义。中医理论所说的"阳"，大体是指人体的产热功能。人体产热功能好、热量高，就代表着这个人"阳"足。"气"大约是指人体的脏器功能和动脉循环。当人体"气"足时，其身体的脏器功能良好，各部位动脉循环通畅，人会表现得精神抖擞、容光焕发、信心满满、干练利落等，这是一个人"气"足的表现。而"阴"则是指体液中的各种成分。

　　当然，上述的解释不能完全概括"阳""气""阴"的全部内涵，但这并不影响读者们理解中医的科学性。另外，"阳""气""阴"三者之间是如何相互作用的，其机制相对复杂，我在这里就不详细论述了。

　　既然判断那位女士有体液不足的病因存在，在治疗方案中就需要加入补充体液，也就是"养阴补血"的药物，如当归、白芍等。这些药物能够补充患者体内缺失的电解质、蛋白质、水分等阴液成分，对于改善人体全身循环和增强人体心肺功能很有帮助。

多喝水为何不能滋阴

　　每当我说到人体阴液不足的问题时，不少朋友就会问我，这种阴液缺失可以通过多喝水来补充吗？

　　我很肯定地告诉他们，只喝水是不够的。这是为何呢？

　　人体内的液体组分是很复杂的，如人体的血液。大家都去做过血常规和血生化检查，拿到报告后会发现，其中有很多项目对应的就是血液中的各种成分，如红细胞、白细胞、血小板、脂质成分、葡萄糖，以及各种微量元素等。由此可见，我们体内的液体，包括血液在内，是以混合物的形式存在的。这种存在形式是为了让人体内的各种生化反应能够顺利进行，以满足人体的各项生理需求。

当人体内的液体容量不足时，组成液体的成分也会存在不同程度的缺失。由于人体的自我调节功能，若人体内某些液体成分的缺失尚未达到严重程度，便不会影响各项生理功能正常运行，也不会出现明显的器质性病变。因此，这种隐性病变状态在大多数情况下难以被及时发现。

但是，中医可以通过望闻问切判断出人体丢失了哪些液体成分，并开出相应的中药进行补充。这是因为中医先辈们已经通过临床观察总结出了人体各种体液成分缺失的临床特征，中医师只要根据患者的临床症状就能够对体液缺失情况做出大体的判断。

由上述可知，人体体液中含有丰富的成分，而水的组成成分和体液的组成成分有很大的差别。因此，单纯喝水显然不能补足人体丢失的液体成分。

以上提到的增加热量、增强心肺功能、开通外周循环、补充阴液等治疗方法，是否完全针对了那位女士所有的病因呢？

中医对炎症的认识

其实还有最后一项病理机制很重要，那就是炎症。前面说到患者有面红、口腔溃疡和手指关节肿痛等症状。这些症状都属于西医学所认为的炎症反应。从中医角度来说，这些炎症反应属于火。日常生活中，大家常说"上火"，实际上就是指局部出现了炎症反应，如口腔溃疡、喉咙疼，就是口腔和咽部出现了炎症。

对于火邪，中医一般采用清热降火的治疗思路，使用清热降火的药，如石膏、黄连、黄芩、黄柏、栀子、夏枯草等，来治疗火热证候。药理研究表明，这类药物具有很好的抗炎作用。西医采用的抗生素也类似中医的清热解毒药，它们也有很好的抗炎效果。

以上就是我对那位女士的病因分析，以及可以选用哪些中药来组方，形成可以给患者服用的中药处方。那位女士自从开始服用我给她开的中药后，就停用了激素类药物。

在她服用中药一个多月后，身体上原有的症状得到了明显改善。她说原来上楼会气喘、膝关节会疼痛，服用中药后，上楼梯已不用中途停下来喘气，膝关节也不痛了。除了各项临床症状改善，原来服用激素产生的不良反应也得到明显改观。这就说明，基于中医理论，我对于这位女士的病因诊断是基本正确的。这样的病因认识更加完整，也更加接近人体的生理和病理规律。

"渐冻症"的可能病因

　　前面在叙述那位女士病因的过程中，我提到人体热量不足时，人体会产生微循环障碍，组织局部供血异常。同时，微循环障碍又会造成部分代谢产物堆积，这些代谢产物随着循环滞留在一些微血管或者组织间隙中，引起组织中的通路堵塞，人体所需的各类营养物质也会传导不畅。

　　这一病理机制不仅会导致人体所需的各类营养物质传导不畅，还会造成局部运动神经元出现神经信号接收障碍，以及神经传导异常。这些病变可能会导致人体出现运动功能障碍的症状，如四肢活动不灵活，随着病情的进展，可能还会出现躯体的运动功能障碍。人们熟知的"渐冻症"

的发生，就和这一病理机制息息相关。

　　数年前，我曾遇到过这样一位患者。他是一位 50 岁的男士，职业是评茶师。他的工作内容是每天喝很多茶的样品，然后从中选出好的茶样。那年的 9 月，他先是出现单侧手臂抬举困难，随着时间的推移，另外一侧手臂也出现了抬举困难，接着双脚出现行走困难的症状，到了最后，病情进展为进食困难和呼吸困难。他的家属虽然为他四处寻医，但尽了所有的努力，最终还是未能挽回他的生命。

　　事后，我常常复盘这个病例，总想弄清楚他的病因是什么。后来我逐渐想明白，他身体热量的不足，导致其肝肾及四肢大量的微循环障碍，代谢产物堆积在其中，严重影响了运动神经元功能和神经传导功能，从而引发了疾病。

　　他身体的热量为什么会不足呢？可能的原因有几个：一是先天体质的原因，这和遗传基因有关；二是长期身处低温环境中，如长期吹空调，或者居住的房屋阳光不够充足等；三是大量摄入影响腺体功能的食物。第三点或许和他的职业有关。发酵程度和烘焙程度偏轻的茶叶，性质大多偏寒凉，适量饮用是有利于人体健康的，但如果长期大量饮用，就会造成饮用者身体热量不足，引起人体微循环障碍。患者有肾结石的病史，也可以佐证这一点。其实在饮食习惯方面，如果他愿意适量饮酒，或许对减轻大量饮茶给身体造成的损伤能有一定帮助，因为酒性偏热。

我国传统的白酒和黄酒有温运血行、活血化瘀的功效。对于体质虚寒的人来说，少量饮用白酒和黄酒是可以起到活血通经、养生保健功效的。可惜的是，这位茶师并没有饮酒的习惯。

对于这种疾病，提前预防是最好的治疗方法，如果等到出现临床症状后再治疗，治愈难度就会变得非常大。其原因很可能是某些类型渐冻症患者的运动神经元已经发生了不可逆的病变。当然，这样的推测也不一定是准确的。无论病情如何，我们都可以采用中医温阳通络的方法来积极治疗。这种治疗思路主要就是增加人体热量，改善其微循环状况，净化微环境，恢复运动神经元的功能。如果主治医生在治疗该疾病的过程中，能够做到选药精准，剂量足够，或许能够取得一定的治疗效果。

我之所以在这里提到这个案例，就是想提醒大家，要注重身体保暖，多去户外活动、晒晒太阳，少摄入寒凉的食物等，这些措施都有助于预防这类疾病的发生。

　　除了微循环障碍会导致人体脉管压力升高，还有哪些因素会引起人体脉管压力升高呢？血管硬化、内脏输出压力值大、神经调节异常等，这些因素都可能会引起人体脉管压力升高。下面我给大家详细讲述一下。

血管硬化造成脉管压力增高

血管硬化造成脉管压力增高的道理其实很容易理解。正常血管的血管壁弹性很好，当人体脉管压力暂时升高时，中枢神经会通过调节激素水平来扩张血管，以达到稳定血压的目的。当血管壁的弹性降低时，人体通过扩张血管壁来降低血压的功能就会大大减弱。

血管壁在中医理论中属于"肝"的范畴。当人体肝肾亏虚时，血管壁就会逐渐硬化，导致血管衰变。肝肾亏虚的本质就是前面说到的"阴虚"，即身体体液减少，血黏度随之升高，导致血管逐步闭塞，血管壁营养供应不足，最终造成血管硬化。

当人体血管硬化后，血管壁的延展性降低，血管扩张受限，人体的有效血流面积就会相应减少，这就会导致人体血压升高。

内脏输出压力值是影响脉管压力的重要因素

内脏输出压力值也是影响人体血压的重要因素。"内脏输出压力值"是什么意思呢？首先要申明一下，这个词是我创造的，它是指维持人体血压的源动力大小。维持人体血压的源动力主要来自心脏、肾脏、肾上腺等核心器官和腺体。当这些脏器形成一股合力输入人体血管网时，所形成的合力就是内脏输出压力值。

当人体先天的心脏、肾脏、肾上腺等器官和腺体功能良好时，其内脏输出压力值就大。如果体内的微循环通畅程度不够，就可能导致血压偏高。这种现象在一些孩子身上可以观察得到。有些孩子还不满 10 岁，或者刚过 10 岁，就出现了头痛、心悸、手腕处桡动脉紧张度高等症状和体征，这就是我前文中提到过的高脉管压力综合征。

为什么这么小的孩子会出现上述的症状呢？其中一个重要的原因就是内脏输出压力值大。换句话说，这类孩子的心肾功能非常好，但他们身体的微循环通畅程度无法与较高的内脏输出压力值相匹配，导致血压升高，进而引发上述的症状和体征。

对于这类孩子的疾病，不能只从消除症状的角度去治疗，而要从降低脉管压力的角度全面考虑治疗方案。我常常将这类疾病称为"系统性疾病"。

假如这些孩子的微循环通畅程度高，那么高内脏输出压力值就能够均匀地分散到全身，既能满足全身各组织器官血液灌注的需求，又不会出现因血压过高而导致的过度灌注，身体血压也能够保持在正常的范围内，不会引起脉管压力升高。

另外一种情况是，有些人身体的有效血流面积减少了，为什么血压却不高呢？这就和内脏输出压力值有关了。由于其内脏功能偏弱，输出的压力值偏小，即便有效血流面积减少，也不足以引起血压升高。有些人出现低血压，其中有一个原因就是他们的内脏功能偏弱，输出的压力值偏小。

由此可见，良好的内脏功能是一把"双刃剑"。如果全身血管网丰富，微循环通畅，再配合良好的内脏功能，那么这个人的产热和供血功能都会相当出色。这种人的状态就是中医所说的"阴阳平衡"。如果只是有良好的内脏功能，但身体的有效血流面积不能够分担那么大的内脏输出压力，就可能会很快引起血压升高，导致心脑血管疾病。

因此，内脏、血管及神经系统同步协调，人体才能健康。如果它们的功能不能相互协调，身体就会出现相应的疾病。

古人在望诊时，重点关注的就是内脏的功能、脏器之间的协调性、血管的丰富程度，以及神经调节是否正常等。当然，古人没有从这个角度直接阐述。他们更多强调观察人的骨骼状态、五官的形态和大小，以及身形是否协调、眼睛是否有神、面色是否有光泽等。人体的这些外在特征便可反映内在脏腑经络的功能状况，以及精气神是否充足等情况。中医学将这种人体内部的健康状况在外呈现的现象，称为"有诸内必形诸于外"。

神经调节功能异常对脉管压力的影响

除了血管硬化和内脏输出压力值大会引起人体血压升高，人体神经调节功能异常也会引起血压升高。这种因神经调节异常引发的血压升高，与有效血流面积减少引起的血压升高有所不同。有效血流面积减少引起的血压升高，呈现出血压恒定升高的状态，也就是大家通常所说的血压一直处于高位，不容易下降。

由于神经调节异常引起的血压升高，血压值具有时降时升的特点。当人体未受到不良刺激时，血压值是正常的，身体也不会出现不适症状。当人体受到不良的刺激时，神经中枢会让身体进入应激状态，肾素－血管紧张素系统随之启动，血压瞬时升高，以此帮助人体应对突发状况。这种应激现象是人体面对突发状况时的应急机制，有助于人们渡过难关。不过，有些人平时也常常出现这样的应激反应，其血压就很容易在这种情况下升高。

最典型的案例就是"白大褂高血压"，即有些人平时血压正常，当他们去医院看到穿白大褂的医生时，就会不自觉地紧张起来。此时医生给他们测血压，血压值都会显得比平时高很多。

有位朋友的母亲，每次去医院看病，血压都会明显升高。老人家有几次去医院牙科拔牙，牙科医生给她测血压，结果都偏高，于是牙科医生只好让老人家回家，下次再来。等到老人家下次再来的时候，她的血压又升高了。因为血压升高的问题，这位老人家来回折腾了几次，牙也没拔掉。为此，老人家的子女也烦恼不已。奇怪的是，老人家每次从医院回到家里，子女再给她测血压，结果又一切正常。她的女儿对我说，她母亲的这种情况让她很无奈。

这位朋友母亲的高血压，就是由神经调节异常引起血压升高的经典案例。

精神压力大对学生群体的影响

除了"白大褂高血压"，还有不少类型的血压升高是由于神经调节异常引起的。例如，处于繁重学业压力下的学生群体，他们血压升高就和精神压力过大、神经调节异常有着密切的关系。

高考录取前夕，考生们已经度过了最难熬的高三阶段，终于可以松口气休息一下了。回望高三的学习生活，那些紧张的备考画面一定深深刻在这群准大学生的脑海里。那时，他们每天都要完成大量的练习题，一刻也不得闲，努力思考如何解题。这样高强度的思考不是轻而易举就可以完成的，而是需要人体血压持续维持在高位，脑部不间断

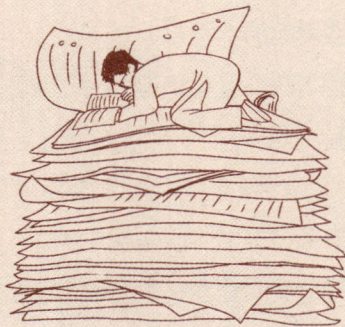

不要太努力，
留一点精力将来用。

供血才能完成。为了达到这个目的，他们的神经调节系统必须保持长时间的紧张状态，才能实现脑部的充足供血。

再者，许多准备参加高考的学生还会担心自己的高考成绩不够理想，父母可能会因此责怪自己，同学朋友也可能会因此笑话自己。这些担心都会不断刺激他们的神经，让他们无法静下心来读书和备考。处于焦虑状态的他们，体内会不断释放出一些激素，让身体的各项功能时刻处于应激状态，血压也会持续升高，最终引发高脉管压力综合征。

这种类型的血压升高主要和人的精神压力偏大有关。

精神压力大的学生最常见的临床表现就是胸闷、心悸。这种胸闷、心悸很少伴有器质性的异常，无论是心电图检查、心脏彩超，还是 24 小时动态心电图监测，其结果都可能显示心脏功能正常。即便各项检查结果正常，他们身体的不适症状依然一直存在。有些医生会把这种无异常检查结果的症状诊断为焦虑状态或抑郁状态，并给予相应的控制药物。

这些学生的情况确实可以考虑诊断为焦虑状态，或者抑郁状态，但如果只看到结果，仅使用控制药物来治疗，效果是不理想的，因为这样的治疗方法并没有做到治病求本。只有找到病症的根本原因，对症施治，才有可能彻底治愈这些学生的临床症状。

引发这些症状的真正原因是什么呢？其实就是学生们的精神压力过大。

在教育学上有个众人皆知的原则，就是因材施教。所谓因材施教指的是，父母或者老师要根据孩子的特质，为他们量身定制出适合的培养方案。有些孩子先天体质好，心脏功能强大，心里不藏事。对于这类孩子，采取具有一定挑战性的方式来教育他们，确实可以挖掘出他们的潜能，助力孩子们取得不错的学习成绩。

但有些孩子的先天体质偏弱一些，心脏功能也不够好，性格偏内向，喜欢把事藏在心里，不爱说出来。这群孩子的体质状态就不足以应对高强度的学习任务。他们或许可以承受一定的学习压力，但承受能力相比于其他体质较强的孩子要差。在相同的压力下，先天体质偏弱的孩子们会处在压力过大的状态，勉强度日。久而久之，这群孩子难免会出现各种不适症状，甚至出现极端的行为。

　　许多父母并没有真正了解自己孩子的体质状态，他们只是一厢情愿地逼迫孩子努力学习。假如他们的孩子是属于上面说到的后一种情况，孩子就容易出现问题。因此，作为孩子的父母，一定要深刻理解因材施教的道理，这样才会在面对孩子的教育时更加理性、更加客观。当父母建立了这样的认知之后，孩子就已经处在疗愈的进程中了。

　　每个人来到这个世界上都会有自己的路要走，每个孩子最终都会得到一个最适合他们能力的岗位。教育的目的就是帮助孩子找到那个最适合的岗位。只要孩子内心欢喜、生活安定，无论从事什么样的工作，他们都会感到幸福。生活幸福才是一个人活着的最终目标。如果父母把孩子当成是实现自己理想的工具，或者把孩子看作给自己长脸的门面，那就已经违背了教育的初衷，孩子大概率会误入歧途，家长最终也会得不偿失。

　　有些父母在望子成龙和望女成凤的路上执迷不悟、他们会不断逼迫孩子努力学习，完全听不进他人的建议。只有到了他们的孩子出现严重问题时，如患上抑郁症，或者出现自残行为，父母才会如梦初醒，慌忙改变自己的做法，转而一味顺从孩子，并把自己内心的期望值一降再降。这群父母在无奈中从一个极端走到了另外一个极端。

因此，要想从根本上治愈孩子这种由于神经调节异常引起的血压升高伴发症状，就需要从根源上，也就是父母的认知及父母和孩子之间的沟通方式去调整。药物治疗只能起到辅助作用。无论医生和家长采用何种治疗方法，只有孩子感到放松，不再压抑了，这些方法才可能起到治疗作用。

这种由于外界压力导致的神经调节异常、血压升高的情况，不仅存在于学业紧张的学子身上，也存在于其他身处压力环境的人群身上。

这种血压异常实际上已属于身心同病的范畴。患者不仅需要服药治疗，还要学会将自己身上的压力移除，达到缓解情绪、安定身心的目的。

这种由于神经调节异常引起的血压升高，刚开始只和人的情绪异常有关，但随着时间的推移，人体内会出现代谢产物增加、微循环障碍、血管硬化等问题。这些继发性问题会造成持续性的血压升高。这时的脉管压力增高就变成多因素影响的结果了。到此阶段，患者必须同时接受情绪疏解和身体治疗，而且还要坚持治疗较长的时段，才有可能取得一定的效果。

　　从这一角度来说，如果一个孩子从小生活在松弛和充满关爱的环境中，其神经调节功能正常，血压维持在正常范围内，便可以成长得非常好。

情绪愉悦和睡眠良好有助于孩子长高

很多人问我：梅老师，你的女儿为什么长得这么高，你有给她服用专门的调理药方吗？

我女儿今年上四年级，刚满 10 周岁，身高却已经有一米五三了。在她所在的班级中，她和另外一位女同学并列成为班级最高的女生。说实话，我并没有给孩子吃特别的营养品，我和她妈妈只是给她提供正常的饮食而已。至于她能长高得这么快，也完全出乎我的意料。

如果要归因的话，孩子长得比较高可能和情绪状态较好有关。我之所以这么推测，是因为我和我太太的个子并不高。在排除了基因的因素之后，情绪因素可能是我女儿比同龄人长得略高一点的原因之一。

　　我和我太太平时对女儿的要求并不多，学习方面都是由女儿自己安排，我们不会给予过多的干预。在这样的生活环境中，她的思想压力会比较小，松弛感也就自然产生了。

　　情绪平稳的孩子，其睡眠质量也会比较好。现代研究也表明，生长激素的分泌和睡眠质量密切相关。睡眠质量好，人体生长激素的分泌就会比较旺盛，孩子当然就会长得快一些。

西医治疗高血压的思路

　　通过以上的论述，我们基本理清了人体脉管压力增高的几个主要原因，分别是微循环障碍、血管硬化、内脏输出压力值大、神经调节异常。在这几个因素单一或混合作用的情况下，人体的脉管压力升高，就产生了高脉管压力综合征。

　　中医对于以上这些造成脉管压力升高的因素早有认识，在中医理论中，微循环障碍主要体现于卫分、气分、营分和血分的病变中；血管硬化则被阐述为痰瘀阻络、肝失调达、肝气横逆；内脏输出压力值大类似于中医理论说的人体肝气过旺；神经调节异常则被中医理论归为心神不宁的范畴。对于以上的这些人体异常，中医也有相应的治法和处方，如运用调和营卫、化湿行气、清营凉血、活血化瘀、平肝降逆、疏肝理气、柔肝缓急等治法，使用桂枝汤、三仁汤、清营汤、桃红四物汤、天麻钩藤饮、柴胡疏肝散、芍药甘草汤、柴胡加龙骨牡蛎汤等处方来治疗。

经过两千多年的临床验证，中医的这些治法和处方在治疗人体各类疾病的过程中，发挥了确定的疗效，形成了系统的理论，为保障中国人民的身心健康作出了巨大的贡献。

我们再来看一下仅使用降压药对高血压的治疗有何影响。目前在临床中使用的降压药大致有钙通道阻滞剂、血管紧张素转化酶抑制剂、利尿剂、血管紧张素 II 受体阻滞剂、β 受体阻滞剂、α1 受体阻滞剂等。这些药物最主要的功能就是扩血管、利尿、降低心肌收缩力。

对比前面梳理出的血压升高的几个主要因素，我们可以知道，这些降压药并未纠正引起血压升高的根本病因，只是暂时地降低血压，减轻心脏等核心脏器的血压负荷，对这些脏器起到一定保护作用。

　　我经常给患者朋友举例说明降压药的作用原理。我们可以把血压升高看作城市主干道上车流量过大，导致交通拥堵，造成道路两旁大楼进出人员、补给物资，以及运输垃圾等日常需求出现障碍。于是交通指挥人员每天前来疏导交通，拖走违规停放的车辆，保证主干道的交通顺畅。但只有在交通指挥人员每天到岗履行职责的情况下，才能保证主干道畅通无阻。如果某一天，交通指挥人员没有到现场来疏导交通，主干道又会很快被堵上。

　　交通指挥人员这种每日到现场疏导交通的做法就好像是高血压患者每天吃降压药。患者只有坚持每日服用降压药，血压才能保持正常，一旦停止服用降压药，血压又会很快升上去。

　　我们只要用简单的逻辑推理一下，就能明白这样的治疗方法只能治标，不能治本。由此可知，降压药控制血压的方法只能暂时地控制人体血压，而无法让人体的血压彻底恢复到正常状态。当然，这种暂时控制血压的方法对于高血压患者来说，也是很有意义的。因为这种治疗方案既方便，又便宜，还容易复制。对于大规模的患者群体来说，这种治标方案也不失为一种相对较好的权宜之计。

　　对于高血压患者来说，虽然可以通过每日服用降压药将血压保持在正常范围内，但由于其体内造成血压升高的根本原因没有得到纠正，这些病理因素会随着时间的推移不断进展。当这些病理因素发展到即使通过服用降压药，也无法将血压降到理想的状态时，人体的脑血管、心脏、肾脏等器官的负荷就会不可避免地增大。久而久之，人体的血管会发生硬化，身体的并发症也将接踵而至。当然，由于每个人的体质不同，病情进展到这一阶段的年龄也是各不相同的。

　　因此，我认为仅通过降压药来控制血压并不是最理想的治疗方法。只有从引起血压升高的根本原因入手去纠治，才能取得更好的治疗效果。

高脉管压力综合征命名的优势

我们前面还说到，采用固定的血压指标来诊断高血压，并不符合个体化的特点，将血压升高的疾病称为"高脉管压力综合征"更合适。不仅如此，当我们从系统的角度去看待脉管压力升高的问题时，会发现不仅是高血压，诸多的临床症状都可以从降低脉管压力的角度去治疗。这在无形中拓展了临床治疗的思路，诸多症状的临床治疗效果也会随之得到显著提升。

为什么说从系统的角度看待脉管压力升高的问题，可以治疗诸多的临床症状呢？

我们先来看一下，当人体脉管压力升高时，会出现哪些临床表现。有些症状在前文中已有提到，我在这里再详细地说一下。

头部症状常见的有头晕、头痛、头胀、头皮发麻、脑鸣、眼睛干涩、眼睛发胀、耳朵有堵塞感、耳鸣、耳朵疼痛、面部肌肉跳动、面部发麻、牙龈肿痛、牙龈出血、鼻出血等。

胸部症状常见的有胸闷、心悸、胸痛、乳房胀痛、乳头疼痛、乳头发痒、呼吸不畅、咳嗽等。

腹部症状常见的有腹胀、腹痛、腹中有气上冲、腹部跳动等。

小腹及生殖系统常见的症状有小腹痛、小腹坠胀、睾丸胀痛、月经量多、阴道不规则出血、外阴瘙痒、溢尿等。

腰背部常见的症状有肩背部酸痛、腰痛、腰胀等。

以上症状都可能会出现在高脉管压力综合征的患者身上。如果具体到某位患者，这位患者会出现哪些症状取决于其体质状态。一般来说，症状主要出现在一个人身体的薄弱部位。从这个角度来说，人体的症状和体征是解读人体状态的钥匙。

当一个高脉管压力综合征的患者出现诸多临床症状

时，患者根据症状逐一到各个专科去看诊，如神经内科、眼科、耳鼻喉科、呼吸科、心内科、乳腺科、消化科、男科（或妇科）等。若症状在这些专科能够得到解除，也是很好的结果，但许多患者在经历各种检查后，并未得到明确的诊断。虽然各科的医生都给患者开了药，但症状始终未能完全缓解。

如果能够从降低脉管压力的角度去制订治疗方案，患者的诸多症状或许就可以得到改善。我在前面提到过的那位出现心悸和胃痛的女士，就是服用了我给她开的中药后，症状便解除了，而我开药的思路就是全面纠正导致患者脉管压力升高的病因，从而实现降低患者脉管压力的目的。

因此，对于系统性疾病来说，中医在病因认识及治疗方案上优势明显。

第四篇

恶性肿瘤

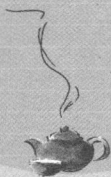

恶性肿瘤的发病原因

接下来，我将从恶性肿瘤的发病、治疗和预防角度解读中医的科学性。

恶性肿瘤的发病原因尚无明确的结论，但诸多可能引发恶性肿瘤的风险因素已被揭示，如病毒感染、饮酒、吸烟、毒素摄入等。西医学对于恶性肿瘤发病主要机制的认识如下：①人体细胞 DNA 复制异常，或者外界因素损伤人体细胞关键基因，如抑癌基因（TSG）、原癌基因、凋亡基因等，引起细胞癌化。②人体免疫系统的功能失常，未能及时清除癌化细胞。

虽然西医学已经揭示了恶性肿瘤发病的主要机制，但还存在许多尚未解答的问题。例如，哪些因素会造成细胞DNA 复制异常、损伤细胞关键基因、引起人体免疫系统功能失常。这种未知状况给临床医生开展恶性肿瘤预防、治疗、防复发等方面的工作造成了不少困难；同时，还会影响肿瘤患者的治疗效果和疾病预后，甚至给肿瘤患者带去极大的经济负担。

如果能够更加明确诱发人体恶性肿瘤的影响因素，那么我们就可以在恶性肿瘤的预防、治疗和防复发等方面取得进展。这样不仅可以提高临床医生治疗恶性肿瘤的疗效，还可以降低人群中恶性肿瘤的发病率，造福广大民众。

诱发人体启动恶性肿瘤发病机制的四个因素

　　哪些因素容易促使人体启动恶性肿瘤的发病机制呢？经过长期的临床观察和深入思考，我总结出以下四方面原因——这些因素可能是恶性肿瘤发病的启动条件。

　　第一，人体微循环障碍，相关组织器官的功能减退。人体储备循环大幅减少，局部组织供血异常，营养供给不足。以上每个环节都会导致核心脏器的功能受到损伤。

　　第二，人体的微生态恶化。局部微循环障碍，造成代谢产物堆积；神经和内分泌系统功能异常，导致人体循环规律被破坏。这些因素都会造成人体内各组织器官的微生态环境恶化。

第三，中枢神经系统指令的统一性受到严重影响，引起体内各种激素水平紊乱，以及各种生化反应过程错误率增高。这可能是引起恶性肿瘤发病的最主要原因。临床观察表明，导致人体中枢神经系统紊乱的最主要因素是人的情绪异常。

第四，以上因素复合作用会导致人体免疫系统功能下降。失去正常功能的免疫系统未能完全监控和及时清除癌化细胞，引起癌化细胞的过度增殖，最终发展为恶性肿瘤疾病。

朋友们读到这里可能会质疑我，这些结论都是你自己想象出来的，它们准确吗？

以上的结论确实是我想象出来的。但我得出结论的这种想象并不是毫无根据的瞎想，而是建立在大量临床实践的基础上，结合中医理论，经过严密推理和大胆设想总结出来的。

从科学研究的角度来说，想象也是获得创新思想的重要途径。

逻辑推理与直觉思维

　　在这里，我先向大家介绍一下两种不同的思维模式，即逻辑推理模式和直觉思维模式。

　　逻辑推理模式是指研究者根据已有的线索一步步推导出结论的思维模式。在推导的过程中，他们每一步的推理依据大都建立在学界较为公认的结论之上。这种思维模式在现代科学研究中使用得最多，通过这种思维模式得出的结论也最容易得到大家的信服。但这种思维模式也有明显的缺陷，那就是严谨有余，创新不足。

　　直觉思维模式则是研究者先充分收集该领域里已经确定的相关信息，然后再直接观察研究对象，记录下大量的原始观察数据，接着反复分析、对比、研究这些观察数据，经过相当长的一段时间后，在没有经过严密逻辑推理的基础上，直接在研究者的脑海里形成研究结论的思维模式。这种思维模式得出的结论看起来好像是研究者想象出来的，没有更多实际依据。

因此，通过直觉思维生成的结论，往往在刚开始不会被大众所认可，因为绝大多数的人没有这样得出结论的经历。

通过直觉思维得出的结论是否可靠呢？这就要分情况来看了。

如果一位研究者在某个专业领域从事研究工作的时间不长、深入程度不够的话，他靠直觉思维得出结论的可靠性就比较低。因为直觉思维必须建立在长时间专注于某个领域，并进行深入研究的基础上才有可能产生。如果一个人在没有大量实践和深度思考的前提下，就想要通过直觉思维得出创新性结论，那几乎是不可能的。

假如一位研究者在其探索领域已经专注研究了很长时间，并进行了大量实践和深入思考，且在研究的过程中，全神贯注、心无旁骛。在这种情况下，研究者极有可能在某一时刻会出现"顿悟"的感觉，其苦思冥想欲获得的结论突然在脑海中闪现。这个结论跳过了所有的逻辑推理步骤，直接出现，而依靠这种直觉思维得出的结论很可能是正确的。

在科学研究领域，一些突破性的创新成果，常常是研究者通过直觉思维发现的。这样的案例并不少见。法国著名波兰裔科学家玛丽·居里（居里夫人），正是通过直觉思维，和她丈夫一起发现了新的放射性元素钋和镭；美籍华裔物理学家丁肇中也是通过直觉思维发现了"J"粒子。

可见，通过直觉思维获得创新思想的实践早已有之。

我自己的体会是，当我一直在关注某个研究对象时，大量的素材积累和长期的思考会让我产生一种好像和研究对象有心灵感应的感觉。虽然研究对象在其他人的眼里和平时一样，并没有出现明显的变化，但我似乎可以感知到研究对象内部的结构如何，或者感知到研究对象的内部正在发生的变化。

正是这种感觉让我的脑海里忽然产生出一种猜想，这种猜想得出的结论正是我一直以来苦苦追寻的东西。当我把猜想出来的结论放到实践中去检验时，我发现这个结论的正确性在实践中可以得到验证，并且这种验证结果能够重复出现。至此，我能够基本确定这个结论不是虚无的，它反映出来的是实实在在的客观规律。

我在前文中论述的高脉管压力综合征，以及刚才提到的启动人体恶性肿瘤发病机制的主要原因，都是我在长期出诊的过程中，通过细心分析患者症状、反复观察患者体征、深入思考发病原因，并且不断跟踪治疗结果，脑海里逐渐浮现出来的一些想法。经过仔细推敲、反复验证，这些想法逐渐形成研究结论，呈现在这里。

一位肺癌晚期患者的病因探索

　　下面我详细阐述一下诱发人体启动恶性肿瘤发病机制的因素。我先从一个肺癌晚期病例说起。

　　患者陈山（化名），男性，1980年出生，毕业于国内某知名大学。毕业后他先进入国企工作，后辞职出来自己创业。2021年10月，陈山因右侧胸痛就诊于福州某医院，被诊断为肺腺癌，伴有胸膜下转移结节，右侧胸腔见少－中等量积液。由于肿瘤已发生转移，且肺中有多发结节，因此医院无法为他进行手术治疗。专科医生给他做完基因检测后，开了肺癌靶向药给他服用。

　　2022年4月，陈山开始配合服用我给他开的中药，以及每日练习静坐。今年上半年，由于陈山肺部的肿瘤有所增大，血液肿瘤指标升高，他接受了专科医生的建议，进行了两次化疗。陈山接受化疗后，他血液中的谷丙转氨酶值上升至281U/L，肝脏受损明显。目前，陈山的病情相对稳定，能够正常工作和生活。

陈山的年龄和我相仿，性情相近，因此我们交流得比较充分。得益于我俩的深入沟通，我对他的发病原因有了更多了解和思考。

陈山当年是以县城前三名的高考成绩考入国内某知名高校就读的，升读名校的经历足以说明他的智商很高。最开始，他在国企工作，后来他毅然辞职，选择自主创业，这种行为也透露出他是一位很有想法的人，且行动力强。在陈山的努力下，公司发展得很好，他也成为当地小有名气的企业家。

陈山对我说，他的性子很急，每次一想到某件事，他就要很快地把那件事做完，无法忍受拖沓的做事习惯。无论是对他自己，还是对公司同事，他的要求都很高。另外，由于公司需要对外承揽业务，陈山经常参加各种应酬的饭局。在这种场合里，他需要说很多话，见很多人，喝很多酒。他的工作日程总是排得满满的。

以上就是陈山发病前的工作和生活状态。

陈山一直保持着繁忙的工作状态，直到2021年10月被查出患有肺癌后，才开始放慢脚步。2022年2月，陈山认识了我。在他了解了我的生活态度，以及读了我写的书《找自己》之后，他也开始改变自己的观念，对自己的工作节奏做了调整，减少了日常的工作量，把更多的时间和精力花在保养身体和陪伴家人上。

陈山的太太评价说，陈山是一个不撞南墙不回头的人。由此可见，陈山有着强大的进取心和坚定的意志力。

陈山为什么会患上肺癌呢？

我第一次见到陈山的时候，他已服用靶向药阿法替尼近六个月。当时他的面色很红，那红色浮在皮肤表面，而不是自然的白里透红。他的面部还有许多带有脓头的痤疮。他说自己的右肩关节疼痛，手臂抬高有点困难。他的十根手指几乎都患有甲沟炎。他的舌头颜色淡暗，舌体上有明显的瘀斑，舌头两侧还有肉眼可见的溃疡。他的脉略沉，弦紧象。他平时容易口干，每天都要喝很多水，吃很多水果。他说话时语声轻柔，举止文雅，待人有礼，给我留下很好的印象。

从以上的病情资料中，我们是否可以找出陈山为什么患肺癌的一些线索呢？

陈山的面色红，浮在皮肤表面，面部有痤疮，舌头有溃疡。这些体征都说明其头面部的部分微血管处于过度灌注的状态，并伴有炎症反应。另外，陈山手腕部的桡动脉紧张度高，这也符合前文所述的高脉管压力综合征的脉象特征。

由此可见，无论是从陈山头面部发红、面部痤疮和舌头溃疡的体征，还是从高脉管压力综合征的角度，都可以推测出陈山的胸腔及头面部的动脉血管处于过度灌注状态。动脉血管的过度灌注，不仅会导致人体上部出现炎症反应，还会造成人体体液缓慢而持续地蒸发。这种体液蒸发现象如果持续的时间很长，就可能导致人体血液黏度增高，进而造成人体微细血管发生循环障碍。陈山的舌头有瘀斑也提示他的肝脏和胸腔部位是有瘀血的。

此时，我们可以得出这样的结论：陈山的胸腔及头面部均长期处于病变状态中。我将这种病变称为"区域病变"。

区域病变

所谓区域病变是指以人体的躯段为范围，如身体的上部、中部和下部，所有在该躯段范围内的组织器官均发生类似病理变化的病变概括。人体之所以会发生区域病变，是因为人体内的神经、血管及组织器官都存在互相关联，特别是在同一解剖区域内更是难以完全分割。

因此，当躯段内的某个器官发生某种类型的病理变化时，其周围的组织器官往往也正在发生类似的病理变化，只不过有些组织器官的病变进程较快，有些组织器官的病变进程较慢。当病变进程较快的组织器官形成器质性病变时，可能被检测出来，也可能由于出现临床症状被患者或他人发现。这时，医生通过综合器质性病变特征进行鉴别分析，最终以病变特征为依据作出疾病诊断，这就是当前大部分临床诊断的基本过程。

事实上，由于存在区域病变现象，我们可以推断，当某位患者被查出患某种病时，除了发生器质性病变的组织器官，身体同一躯段内的组织器官可能也正在发生相似的病理改变。这种情况提示我们，在采取措施治疗发生器质性病变的组织器官时，还要考虑到同一区域内其他组织器官的病变情况。如果能够采取针对性的措施提前预防，同一区域内的其他组织器官就不容易发展出器质性病变。这种预防思路是系统思维在临床治疗中的体现，也是中医治未病的重要内容之一。

我举个例子来说明一下区域病变的问题，或许可以帮助大家更好地理解这个概念。

临床上，有不少胆囊结石和胆囊息肉的患者。当结石和息肉的尺寸长大到一定程度，且频繁出现症状时，肝胆外科的医生一般会建议患者切除胆囊。许多患者在胆囊切除术后认为之前的问题已经得到彻底解决，便不再去关注肝胆胰区域。有些肝胆外科医生也认为他们的治疗任务已经完成，不会再叮嘱患者要注意监测该区域内其他组织器官的状态。

事实上，有一部分患者在接受胆囊切除术数年后被查出患上肝癌。在我看来，这部分人之所以会发生肝癌病变，是因为他们的意识里没有区域病变的概念，也就不会重视对病变区域内其他组织器官的调理和重点监测。

如果这部分患者能够提前采取措施改善病变区域的血液循环状况，他们或许可以将肝癌的发病时间推迟，甚至避免患上肝癌。实际上，当患者的胆囊出现结石和息肉时，便意味着其病变不仅局限于胆管和胆囊，同一区域的肝脏、胰腺、胃等脏器其实也在发生缓慢病变。这种病变以局部的血液循环障碍为主要特征。在胆囊被切除之后，该区域内其他组织器官的循环障碍并未得到改善，这些组织器官处于持续病变状态之中。另外，由于患者的胆囊被切除，其体内肝脏、胰腺等器官的代谢负担加重，极有可能会加快该区域内其他组织器官的病变进程。

因此，我经常建议胆囊已被切除的患者要适当服用能够改善肝胆胰区域血液循环的中药，并定期监测肝脏、胰腺、胃等器官的功能状态。

局部过度灌注的可能原因

为什么陈山的胸腔和头面部的动脉血管会处于过度灌注状态呢？这可能和以下两个原因有关。

其一，患者身材瘦高、面色发红、智商高，属于中医所说的木火型体质，该体质的人心脏功能好，产热多。同时，患者身体的内脏输出压力值大，脉管压力高。这些因素都会引起患者胸腔及头面部的灌注过多。这种过度灌注的好处是人的头部供血更充足，微循环更通畅，思维能力因此增强，学习成绩自然更好；劣势是身体上部会持续产生炎症，体液蒸发加快，血黏度升高，容易产生微循环障碍。

中国古语云：慧极必伤。意思是说极度聪明者容易伤到自身。对于这类人来说，适时收敛才智，不过度思虑，才能更好地保全自己。

其二，陈山为了取得事业的进步，费尽心思，努力工作，频繁应酬，经常喝酒，言语不断。这种工作节奏和生活节奏让陈山时常处于高度兴奋的状态之中，这必然会耗损大量的精气神。加上陈山本人对各种事情的要求又高，这些行为都会加重他的胸腔及头面部动脉血过度灌注、体液过多蒸发，造成微循环障碍。

当陈山肺部的微循环大量障碍时，其肺中的痰、热毒、瘀血等代谢产物的排出也会出现障碍。各类代谢产物长时间的堆积，导致肺部微生态环境不断恶化，为恶性肿瘤的发生创造了条件。

通过我的临床观察，面部发红，且红色是浮在皮肤表面上的人，大多伴有焦虑症，或者处于焦虑状态。陈山作为创业者，面临的事情非常多，对于事事谨慎的陈山来说，他是无法做到若无其事的。可以想见的是，陈山在大部分的时间里都处于思考状态。当他一直身负压力，中枢神经的调节功能就容易发生紊乱，这会造成人体内诸多生化反应过程出现异常。

　　当身体各组织器官，特别是心肺，经过长时间高负荷运转之后，就有可能出现功能下降。人体核心脏器功能下降，免疫力也会随之降低，人体对恶性肿瘤细胞的清除能力也就相应下降，这些因素都为恶性肿瘤细胞的复制创造了条件。

　　由以上的分析可知，陈山发生肺癌的主要原因，与我在前面总结的诱发人体启动恶性肿瘤发病机制的主要原因基本对应。其核心要点就是微循环障碍、神经调节紊乱和核心脏器功能低下。在这三个因素的综合作用下，人体的免疫系统功能下降，从而导致恶性肿瘤发生。

何为"免疫力"

我在这里借机说一下人体免疫力的问题。

人们常常会提到"免疫力"这个词，不少患者朋友也会问我，吃哪些食物可以提高人体免疫力？到底什么是人体的免疫力？人体内的免疫球蛋白多就是免疫力好吗？

只有弄明白人体的免疫力到底是什么，我们才能回答以上问题。

所谓免疫力，就是人体有能力抵御非致命性致病因素的侵袭；有能力清除已经侵入体内的一些致病因素，如病毒；有能力快速修复已经发生病变的组织；有能力灵敏地调节人体各项功能，帮助人体适应各种环境；有能力在危急状态最大程度地释放潜能，帮助人体渡过危险。以上提到的所有能力，都是人体免疫力良好的具体表现。当人体的这些能力都处于正常状态时，我们就可以说，这个人的免疫力很好。

影响人体免疫力的四个因素

以上提到免疫力良好的各种表现该如何实现呢？个人认为，以下四个因素决定了一个人能否具备以上提到的那些能力，也就是说，这些因素决定了一个人是否具备良好的免疫力。这四个因素具体如下。

第一，保持中枢神经系统指令传导的统一性，即神经调节功能正常，发出的指令都能保持统一性和专注性，确保人体各类激素水平稳定、各种生化反应能够正常进行。

第二，血压维持在与身体组织器官正常需求相对应的水平，循环保持规律，微循环通畅，储备循环充足。这些内容在前面的"高脉管压力综合征"篇都有提到。

　　第三，体内各组织器官的微生态环境良好，即人体组织器官的局部循环通畅，代谢产物少，微生态整洁有序。

　　第四，内脏器官功能正常。

　　细心的朋友读到这里可能已经发现，以上四个因素与身体启动恶性肿瘤发病机制的诱发因素正好相反。也就是说，如果这四个因素中所提到的功能都能保持正常，人体的免疫力就正常，当然也就不容易发生恶性肿瘤。如果功能不正常，出现了启动恶性肿瘤发病机制的诱发因素，人体就容易发生恶性肿瘤。

　　上面对构成人体免疫力的四个因素叙述过于简略，我担心有些非医学专业的朋友不能理解，下面我就分别详细阐述一下构成人体免疫力的四个因素。

保持中枢神经系统指令传导的统一性

人体有中枢神经系统，发出的指令可以传达到全身，人体各部位接收到中枢神经信号之后，就会按照指令的内容完成相应的任务。这些任务可能是分泌某种激素，或者调节血压，或者完成某个动作等。人体中枢神经系统指令的传达就好像是一家集团公司总部下发文件到各个控股子公司，各个控股子公司再把集团文件转发到本公司的各个部门，各个部门的负责人再召集各自部门的人员开会，或者将集团文件发送到每个人的邮箱中，每个人接收到文件后，就开始按照文件的要求执行，从而实现集团自上而下行动的一致性。

如果集团总部的文件下发有序，各个控股子公司、各个部门内部传达信息的渠道顺畅，那么集团总部的要求就可以在各个层面得到很好执行，这将保证整个集团的正常运转。

当有一天，集团董事长和总经理发生矛盾，董事长办公室和总经理办公室同时向各个控股子公司下发文件，而且两个办公室下发的文件内容是完全相反的，这时就会出现各个控股子公司和各个部门负责人不知道该以哪份文件的指令为准的情况，结果就是大家各自按自己的理解进行执行，从而导致集团上下指令缺乏一致性，集团管理出现混乱的局面。在这种混乱中，就有少数人开始动歪脑筋，做一些违背公司利益的事情，加剧集团内部的混乱。

这就是中枢神经系统指令不一致造成的后果。

人体的中枢神经系统对身体的调节结果也和上面举的例子一样。当一个人做事专注、内心安静的时候，中枢神经系统指令的传达就能保持很好的一致性，身心同步、没有焦虑、没有内耗、心态平和、睡眠良好，人体内各种生化反应都能正常进行，出错率极低。这时，人体不仅内脏之间的协调性好，而且整体耗能低，身体处于最佳的运转状态。

　　反之，如果一个人身负各种压力，处于焦虑状态，不仅脉管压力会升高（其机制在前面的"高脉管压力综合征"篇已有提到），还会导致人体中枢神经系统指令紊乱。

　　人处在焦虑状态时，脑海里会同时存在多种想法，精神无法专注，导致中枢神经系统指令也无法统一，人体内的各种生化反应过程就可能出现各种错误。同时，人的睡眠也会因为焦虑而受到严重影响，人体脏器修复和代谢产物清除都会处于低水平的状态。这些因素都将进一步加重人的焦虑状态，身体损耗由此进入恶性循环。

　　我还经常把人的脑海里同时有多种想法的情况，比喻成有四五个人，甚至十个人同时和我们说话的场景。在这种混乱的对话中，我们根本无法听清每个人在说什么，我们只知道他们好像都在向我们要求什么。在这种嘈杂的情境中，我们很快就会变得烦躁起来，这是因为在同一时间内有太多信息输入到我们大脑中——当我们同时思考很多问题时，大脑也处在类似多人同时和我们说话的场景中。

　　因此，养成做事专注的习惯是非常重要的。一次只做一件事，看起来所做的事情数量并不多，实则是处理事情效率最高的方式。

　　一些压力大的人为什么会经常生病，甚至患上恶性肿瘤，中枢神经系统指令的混乱可能就是造成这些人发病的重要原因之一。

循环系统压力正常，微循环通畅

　　如果人体血管压力保持正常，全身各组织器官既能得到充足的动脉血供，维持正常的生理功能，又能避免由于脉管压力升高造成的局部组织器官过度灌注。过度灌注会导致身体局部产生炎症，同时还会加重组织器官的负荷。这些情况应该尽量避免。

　　微循环通畅，各组织器官的供血和代谢都能正常进行，局部微生态则会良好。特别是肝脏的微循环良好时，储备循环就会充足，人体就能够适应各种天气和环境的变化，不容易生病。

　　有些人的面部被日光照射后皮肤发红，长出皮疹。这种症状就是因为这些人的头面部微循环障碍，太阳的热量进入人体，人体无法快速地将进入身体的热量扩散，导致热量在头面部蓄积，局部血管扩张造成的。

　　还有些人吃少量热性的食物就容易出现口腔溃疡、舌头起刺等症状，也是因为体内的微循环障碍。热性食物进入体内后，食物所含有的热量无法在人体内快速代谢，蓄积在口腔中，局部微循环过度灌注，从而诱发口腔溃疡等症状。

牛肉真的"有毒"吗

　　这里顺便说一下为什么民间会有"牛肉有毒"的说法。在我小的时候，我奶奶是不让我吃牛肉的，她的口头禅就是"牛肉有毒"。现在看来，这种说法显然过于片面。只要有点常识的人都知道，牛肉作为一种高蛋白肉类，肯定是不含毒性成分的，但为什么民间会有这种说法呢？

　　这里涉及食物性质的问题。我们常说这种东西很热，不要多吃，或者说那种食物很寒凉，也不要多吃。这些都是从食物性质的角度来说的。牛肉作为我们日常生活中的高热量肉类，适当食用，可以起到补充人体热量的作用。体内热量不足的人，多吃牛肉可以起到补身子的效果。

但对于那些体内热量充足的人来说，摄入过多的牛肉，则会造成体内的热量富余。这些富余的热量会升高人体的血压，导致人体上部出现动脉血过度灌注的情形，如口腔溃疡、鼻出血、疔疮等上火症状。中医把这种病理状态称为"火郁"，体内蓄积的多余热量也被称为"火毒"，而这些火毒是由于过多摄入牛肉等高热量食物引起的，所以老百姓就会说"牛肉有毒"。

这些火毒蓄积在人体内，会让人体的局部不断产生炎症。久而久之，少部分人的炎症甚至会发展为恶性肿瘤，如淋巴瘤、口腔癌、舌癌、喉癌等。这些肿瘤的发病部位具有相同的特点，那就是多发于人体的上部。这些恶性肿瘤的性质多属于中医所说的热毒型。

我曾接诊过一位 30 岁的姑娘，她的肺部长了一个 2cm 的恶性肿瘤，后到医院做了肺癌切除手术。她告诉我，她从小生活在闽西北的山区，她的父母认为她体质偏寒，于是她的父亲就经常买热性食物给她吃。她的这种饮食习惯一直保持到去外地参加工作为止。

这位姑娘当时在找我看诊时问了我一个问题："梅老

师,我得肺癌会不会和我吃太多热性食物有关。"我想了想,对她说:"可能有些关系。"因为热性食物多数热量偏高,和牛肉一样,经常食用容易出现热量蓄积。人体内出现热量蓄积时,首先出现病变的器官就是肺。

当然,体内蓄积的火毒也会对身体造成其他的伤害,如引起脑血管破裂,导致中风发生。

总而言之,每个人在吃东西时,第一不要偏食,第二要根据自己的体质,选择合适的食物来吃。如果大量摄入与自己体质不相匹配的食物,就容易对身体造成损伤。

这些病变都是由于人体微循环障碍导致的。

微生态环境良好的重要性

人体内最多的代谢产物就是瘀血、痰、多余的水分、毒性物质等。这些代谢产物如果长期堆积在人体的某些组织器官中，就会对该组织器官造成损伤。例如，我们食用含有各种添加剂的食物，或者吃一些含有黄曲霉毒素的霉变食品，添加剂和黄曲霉毒素等毒性物质就会蓄积在我们的肝脏和肾脏中，最终导致人体肝肾损伤。

中医在看诊时会观察患者的面色，如果医生发现患者的面色偏暗、偏浑浊，就说明患者体内的微生态环境不够好，身体里面蓄积了不少的代谢产物。假如患者体内的这些代谢产物没有及时清除，该患者的肝、肾等重要器官就可能发生器质性病变。

如果人体局部的微生态环境良好，局部的免疫力就强，对于代谢产物和病毒等有害物质的清除能力就能保持正常。

这里以宫颈癌的预防思路作为例子，来说一下保持局部微生态整洁有序的意义。

由于有关机构推广普及人乳头状瘤病毒（HPV）疫苗，不少女性就想通过注射 HPV 疫苗来预防宫颈癌的发生。许多女性认为，只要注射了 HPV 疫苗，就不用再担心自己会患上宫颈癌了。注射 HPV 疫苗真的可以预防宫颈癌的发生吗？在我看来，这是一个未知答案的问题。

还有些女性因为常规体检时发现其宫颈 HPV 检测结果显示阳性而变得非常忧虑，时刻担心自己很快会患上宫颈癌，于是她们四处寻医，想要通过各种治疗方法清除已感染的 HPV，但效果往往不尽如人意。

那么该如何有效地预防宫颈癌的发生呢？

由于我对 HPV 疫苗没有深入的研究，因此我不评价采取注射 HPV 疫苗来预防宫颈癌的方法，但有两个措施肯定对预防宫颈癌有帮助。第一个就是定期做宫颈癌筛查体检。这种方法可以起到早期发现宫颈癌变的作用。第二个就是改善全身和盆腔的血供，清除盆腔的代谢产物，让宫颈部的微生态处于相对清洁的状态。这时，宫颈局部的病毒清除力就会比较强，这种清除力能够将宫颈感染的HPV病毒杀灭，达到自我免疫的效果。有些女性第一年被查出宫颈HPV阳性后，并未采取相应的治疗措施，第二年体检时，宫颈HPV的检测结果却显示为阴性，这就是人体通过自身免疫力清除病毒的结果。

　　由于病毒的类型多，而且病毒还会不断发生各种变异，想要通过注射疫苗来预防所有的病毒感染，难度会比较大。因此，预防宫颈癌最好的方法还是保持盆腔微生态的清洁，这样才能达到以不变应万变的预防效果，中医将这种预防思路称为"正气存内，邪不可干"。保持人体正气的充足，是预防各种疾病的最好办法。

内脏器官功能正常

在日常生活中，人们经常会说，身体虚弱了，免疫力就会下降。这样的说法是很有道理的。

人体的主要脏器，如心脏、肺脏、肝脏和肾脏等具有强大的生理功能，人体所需的各类营养物质大多靠它们合成。例如，肝脏可以生成蛋白，肺的功能和身体造血功能息息相关。当人体核心脏器功能下降时，体内各种营养物质的生成会减少，全身各组织器官的营养供给会出现问题，这将进一步导致人体器官和组织的功能下降，全身循环灌注也将出现问题，这些病理变化都会造成人体免疫力的下降。

例如，有些人反复发作皮肤病，根本原因和人体肺功能偏弱有关。当人体的肺功能减弱时，多余的热量蓄积在体内无法得到正常的扩散，只能从皮肤强行透发出来，就发作为皮肤病。若不能从系统的角度去理解这种皮肤病的发病机制，只依赖外用药局部治疗，虽然可以暂时控制症状，但无法根治这类皮肤病，肺脏功能的低下是这类皮肤病反复发作的根本原因。

要想根治这类皮肤病，最主要的一点就是要不断增强患者的肺功能，增加皮肤的供血，才有可能起到更好的治疗效果。中医学对于人体肺和皮肤之间的关系早有认识，并提出了"肺主皮毛"观点。

由此可见，只要人体保证以上四个因素所提到的功能良好，身体的免疫力就能相对正常。若我们想要判断一个人的免疫力是否良好，只需要逐一判断以上四个因素即可。如果朋友们想要增强自己身体的免疫力，只要对照以上四个因素，找出自己的短板，然后把短板补上即可。

假如想要判断一种方法或者食物是否能够增强人体的免疫力，就看这个方法或者食物能否改善以上四个因素中的哪一项，或者哪几项的功能。如果不能达到以上的效果，那就说明这个方法或者食物对于增强人体免疫力的效果不大。

从前文的论述可知，人与人之间的体质是有差异的。因此，在增强人体免疫力时，要针对每个人的具体体质制订出符合其身体状态的免疫力增强方案，而不能用一种方法或者食物去增强所有人的免疫力。当然，也有少数增强免疫力的方法几乎适合所有的人，那就是良好的睡眠和愉悦的心情。

在日常生活中，不少朋友都会问我是如何保养自己身体的。为了详细解答这个问题，我会专门写一本如何养生的书供读者们参考。下面我先简要地说一下自己的养生方法，为大家提供一个可以参考的思路。

我的养生方法

　　我的养生思路遵循的是中医理论中"正气存内，邪不可干"的理念，即只要身体免疫力好，生病的概率就会降低，生病的时间也会推迟。"正气存内，邪不可干"的理念很好，但不好操作，于是我就将这个理念转换为现代通用的免疫力概念，并总结出以上提到的影响免疫力的四个因素。这样，我只要从这四个方面去改善，就能增强自己的免疫力，从而起到提前预防疾病的效果，达到中医治未病的目的。

　　首先，我要保持自己中枢神经系统调节的专一性和稳定性。

　　这个目的可以如何实现呢？我将自己工作与生活的模

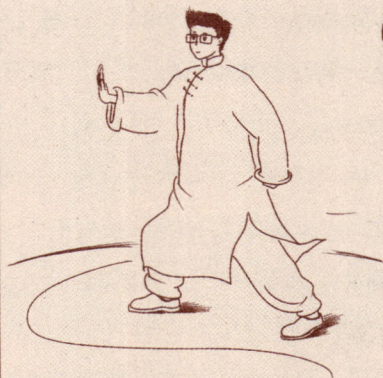

以不变应万变的养生方法，
就是保持正气充足。

式和目标进行了简化。例如，在学术研究领域，我就专注研究《伤寒论》和中西医融合的关系，持续探索其中的规律。同时，我也让太太的国裕号茶业公司做到专注经营，以销售武夷岩茶为主，不涉及其他品类的经营。这样的简化让家庭中的所有成员都能专注做事，踏实为人，最终达到安居乐业的效果。

除了简化工作和生活目标，我每天还坚持练习静坐。静坐养生法可以帮助我静下心来，养成更加专注的做事习惯。经过这些年的努力，我真正体会到了专注的乐趣。因为越专注，对事物的了解就会越深入。

其次，要保持自己身体的微循环通畅。

在我看来，静坐是保持人体微循环通畅最好的保养方法。许多人都会问我一个问题：梅老师，人傻傻地坐在那里，能够起到什么养生作用呢？这个疑问代表了大众对静坐养生法的不解。

静坐养生法的核心作用机制有两个。一个是通过静坐达到专注静心的效果，这就是上面说到的保持中枢神经系统调节的专一性和稳定性；另外一个就是人在静坐时，人体中大量的动脉血会集中到胸腔和腹腔，血液循环加速。循环系统的这种变化能够增加人体内脏的血供，提高内脏修复效率，改善内脏和外周的微循环，降低人体的各种能量消耗。这些目标只有通过静功的练习才能实现，运动锻炼是无法达到这种效果的。

因此，中医理论中有"静则神藏"和"静则生阴"的说法。其意思就是当人静下来的时候，能够实现我上面所提到的那些效果。

除了静坐，我们还要经常观察自己面色和皮肤的变化，细心留意身体出现的一些症状。一般来说，身体局部微循环障碍的那个部位，皮肤颜色会变暗，或者变白，可能会有瘙痒的表现，组织会萎缩，功能可能下降等。例如，每天早上起来观察自己的牙龈，如果发现自己的牙龈持续呈现暗色，并有逐步萎缩的迹象，这就说明头面部的微循环障碍已经到了一定的程度。这时我们就需要采取相应的措施来改善这个部位的微循环状态了。

我改善微循环的方法主要是静坐、适当运动和服用中药，当然也可以通过艾灸、拔罐、刮痧、针刺等方法来改善身体的微循环。需要提醒大家的是，每种治疗方法都有一定的适应证，不可自己随意使用，只有在专业医生的指导下使用这些治疗方法才是安全可靠的。

由于我平时工作比较忙，空余时间不多，因此我很少进行运动量大的锻炼。我最常做的运动就是散步和练习八段锦。我散步时不求快，只要自我感觉舒服就好；步数也不多，每天保持在六千步到八千步。我一般选择在早晨练习八段锦，每次打一两遍，自觉全身微热就可以了。

在我看来，运动锻炼只要能起到愉悦心情和活动筋骨的效果就行，不一定非要把自己弄得大汗淋漓、气喘吁吁，这样反而不利于身体健康。

另外，我也会时常给自己开些养生保健的中药吃。我会根据自己的体质状态和症状开出相应的处方，采用低剂量、间断服用的方法进行保健。从目前的情况来看，这种方法只要实施得当，保健效果还是可靠的。

我的第三点保养方法就是及时清除体内蓄积的一些代谢产物。

正常情况下，人体内都会存在部分代谢产物。这些代谢产物的存量只要保持在一定范围内，人体内各组织器官是能够承受的。少量的代谢产物对人体的影响非常有限，因此，朋友们不要纠结于体脂率、血脂值等数值的细微变化。在保持健康这件事上，把握好大的养生原则即可。

当人体内某些代谢产物的数量明显超出人体能够承受的范围时，这些代谢产物就会对人体内的组织器官和微循环系统造成较大的影响，组织器官和微循环系统随之发生缓慢病变。等量变积累到一定程度时，人体内的细微病变就可能会发生质变，表现出明显的临床症状。这时候再干预，治疗难度就会更大一些。

例如，有些人的舌苔常年都是白厚的，在他们没有感觉到明显不适时，并不会留意到这一点异常。随着时间的推移，等到这些人体内的痰湿堆积到一定程度，影响他们的肺和胃肠道功能时，就会出现胸闷、气喘、腹胀、食欲不振等症状。这些症状的出现意味着他们体内存在的痰湿已经过多，必须予以清除，否则病变将进一步加剧。

此时，他们就需要服用一些化痰祛湿的中药来改善肺部和脾胃功能，以帮助他们的身体恢复到相对正常的状态。

　　我平时会经常观察自己的身体，若发现有异常体征的苗头，我就会判断其原因，然后采取调整生活习惯和服用中药等方式及时干预，以防发生进一步病变。

　　第四点是保持内脏功能的良好。

　　现代人发病率高的诸多原因中，有一个很突出的原因就是过度疲劳。由于社会高速发展，人们在各种指标的驱使下，加班加点，拼命工作。在取得丰硕成果的同时，有些人也出现了过度疲劳的现象。人体内组织器官的承受力都是有限的，当人长期处于过度疲劳的状态时，其核心脏器的功能不可避免地会呈现缓慢衰退的趋势。

　　为避免过度疲劳，我给自己安排工作时，秉持的是张弛有度的原则，不追求完美，简化目标，适当休息，劳逸结合，早睡早起。

　　这些年来，我一直遵循以上的养生原则，取得了较好的保健效果。

中药是否会损伤肝肾

在前文中，我提到服用中药来调理身体的养生方法。有些朋友对此方法可能会产生疑问：不是说吃中药会损伤肝肾吗？

当今社会，不少人都听说过吃中药会伤肝肾的说法，有些坚信这种说法的朋友会固执地拒中药于千里之外。

中药到底会不会损伤人体的肝肾呢？

答案是肯定的。凡是没有在中医理论的正确指导下胡乱吃中药的人，肝肾一定会受到损伤；凡是服用劣质及农残、重金属含量超标的中药，肝肾也会受到损伤。

各位读者看到这里的时候，可以自行将"中药"二字换成其他的主语，如蔬菜、水果、海鲜、西药等，结论是不是也成立？

由此可见，伤肝肾不是中药的专利。当一个人食用了不适合其体质状态的食物或者药物时，肝肾就可能受到损伤。例如，过度输液和服用过量的抗生素时，肝肾必定受到损伤；服用各种不对症的保健品时，肝肾也会受到损伤；应酬饮酒过多时，肝肾受损在所难免。

因此，造成肝肾损伤的核心原因是不正确地使用药物，或者不恰当地摄入食物。

如何服用中药才能既发挥它的治疗作用，又不损伤肝肾呢？

我的硕士生导师张喜奎教授说过一句话：有病病受之，无病人受之。这句话的意思是，当我们服用中药时，如果药物对症，那么药物就能发挥治病救人的疗效，而不会损伤身体。如果药物不对症，或者无病乱吃药，那么服下去的药物就可能会对人体造成损伤。

由此可见，只有对症服药才是正确服用中药的方法，如此才能避免中药对肝肾造成损伤。

如何避免中药损伤肝肾

为了防止中药对人体的肝肾造成损伤，我给出以下几点建议，仅供大家参考。

第一，没有专业中医师的指导，切勿自行长期服用中药。

有不少朋友会通过收看养生节目或阅读中医书籍来自学中医，再根据所学的中医知识自行开药服用。这种自行服药的情况是最容易导致肝肾损伤的。因为无论是在节目中，还是在相关的书籍中，对于一些病症的治疗方药，由于篇幅和文字表达的限制，诸多细节无法得到呈现，而这些细节恰恰是正确把握诊断和治疗的关键。缺失的关键信息，加上理论和实践之间存在的巨大差异，都会给非专业人士自学中医造成障碍，以至于错误用药。

我在门诊时曾经遇到过一位 70 多岁的老先生。他刚走进诊室的时候，我就知道他的肝脏受损了，因为他的面色看起来很黄。我问他最近是否有服用保健药品，他说他根据某养生节目的推荐，已经服用了半年的丹参粉和三七粉。我问他，为什么服用这两种中药？他告诉我，养生节目中的专家说老年人身上瘀血很多，吃这两种药可以起到活血化瘀的效果。

听完老先生的叙述之后，我让他不要再服用这两种中药了。他问为何？我对他说，老年人的体内确实有存在瘀血的情况，但是否要活血化瘀和如何活血化瘀是有讲究的。一般来说，如果当前的症状不是由于瘀血引起的，此时是不需要服用活血化瘀药的；如果当前出现的症状是由于瘀血引起的，此时就需要服用活血化瘀药。因此，对症下药是使用活血化瘀药的重要原则。

另外还需要提醒大家的是，老年人气血不足，若单纯使用活血化瘀药，可能会造成老年人的气血更加亏虚。这是因为活血化瘀药在起效时，需要消耗人体的气血。这就好比请人来家里做卫生，需要给家政人员付工资一样。如果老人此时体内的气血不足，或者服用活血化瘀药的时间过长，就可能会导致老人身体出现气血亏虚的症状。中医把这种损伤称为"伤气"，也就是现在大家所说的"肝肾损伤"。

正确活血化瘀的方法是选用对症的活血化瘀药，再配合补气养血的药一起服用。这样的活血化瘀才能既对症，又不会导致肝肾损伤。

如果把这位老人家肝肾损伤的责任归结到中医身上，那是不合理的。这是患者自行用药不当导致的后果，与高血压患者自行选择服用降压药，导致身体损伤的道理是一样的。

现在社会中还有一种情况很常见。很多人认为自己身上的湿气很重，就自行大量食用赤小豆、薏苡仁等所谓的利湿药，这种行为也可能会造成人体的肝肾损伤。判断人体内是否有湿气，以及如何使用祛湿药都是很专业的事情，切勿自行长期服用祛湿药。

因此，若想长期服用中药，一定要有靠谱的中医专业人士指导，否则就可能会出现服用中药导致肝肾损伤的情况。

还有一种情况是，患者无法分辨清楚他找的中医师是不是真正的专业人士。如果他在一位资质存疑的中医师的指导下长期服用中药，是否也会导致肝肾损伤呢？在我看来，这种情况有可能会造成患者的肝肾受损。

遇到这种情况，患者也有办法判断出所服用的药物是否对自己的肝肾造成损伤——根据服药后的自我感觉来判断。如果服用一段时间的中药后，患者出现乏力、食欲不振、怕冷、大便次数多、便质稀溏等现象，说明之前服用的中药不一定对症。此时，停止服用中药是最好的选择。

这里之所以说不一定对症，是因为有些患者的病症属于实邪阻滞在体内，需要通过泻下的方法来治疗。服用泻下的中药后，患者会出现腹泻等表现。这种腹泻是为了将积蓄在人体内的代谢产物（俗称"垃圾"），排出体外。它是中医对症治疗的一种正常反应。当然，中医的攻邪治法一般都是在短时间内使用，因为过度泻下会损伤人体正气。

这种攻邪治疗方法有一个突出的特点，就是患者经过腹泻之后，会自我感觉身体轻松，同时身体状况也呈现出逐步好转的趋势。这一特点有助于我们判断所服用的中药是否对症，因此，不要将这种情况归为中药导致的肝肾损伤。

人的肝肾有很强的自我恢复能力。只要患者没有因为服用过量中药而出现明显的器质性损伤，轻微的肝肾功能异常是可以通过停药和休息恢复正常的。事实上，人体的肝肾功能也不是一直维持在正常范围内，它们也会因为各种非药物因素，如过度疲劳、过度饮酒、过多熬夜等，出现暂时的损伤。这时只要停止不良行为，充分休息，肝肾功能又可以很快地恢复到正常的状态。

因此，对于肝肾功能的轻微异常波动，大家可以去思考原因，但不必为此过度焦虑，因为情绪焦虑也会导致人体肝肾的损伤。

第二，选择正规的药店或医药企业购买中药。

由于劣质中药和优质中药的价格相差较大，个别药店或者企业为了节约成本，选择购进价格低廉的中药。在这些价格低廉的中药中，不乏劣质产品。服用这样的劣质中药，势必更容易对人体造成损伤。

第三，谨慎服用民间草药、保健品和减肥产品。

我国民间有许多品质优良的中草药，如闽台青草药（厦门），如果正确使用，能够发挥出很好的疗效。在漫长的历史长河中，这些青草药为保障人民大众的健康作出了巨大的贡献。

但青草药也有明显的不足之处。由于大多数青草药的性质偏寒凉，若非热性体质，长期服用这些寒凉青草药，身体的阳气会受到损伤，可能会导致肝肾受损。

对于保健品和减肥产品，也切忌自行长期服用。若想服用的话，最好要有专业人士的指导。这是因为保健品和减肥产品的成分较为复杂，其中哪些成分对人体有益，哪些成分对人体不利，使用者是分不清的。厂家对于自家产品中各种成分的临床研究是否充分，产品中是否有添加未标注的成分等，消费者也不得而知。另外，这些产品进入人体后，人体会出现哪些生理和病理反应，这些都是有待解答的问题。对于广大消费者来说，在未能得到以上这些问题的确切答案前，选择食用天然食品是更安全的做法。

　　只要我们能够做到以上几点，绝大部分由于中药导致的肝肾损伤都可以避免。

　　在前文中，我们提到了患者陈山发生肺癌的主要原因，和我总结的诱发人体启动恶性肿瘤发病机制的可能原因基本能够对应。由此我们可以确定，对于绝大多数的恶性肿瘤来说，无论其微观的发病过程如何，核心的发病机制是各种原因造成的人体微循环严重障碍、代谢产物堆积、微生态恶化、神经调节紊乱和人体免疫系统功能低下，使得恶性肿瘤细胞不断增殖，最终进展为可被检查出来的恶性肿瘤。

　　确定了恶性肿瘤的发病原因之后，治疗和预防恶性肿瘤的思路就清晰了。

恶性肿瘤的治疗和预防思路

在阐述我的恶性肿瘤治疗思路之前，我们先来看看当下主流的恶性肿瘤治疗方案。

在治疗恶性肿瘤时，主要方法有外科手术、化学治疗（俗称化疗）、放射疗法（俗称放疗）、靶向药物治疗、免疫治疗和支持疗法等。这些治疗方法基本是以消除瘤体、杀灭恶性肿瘤细胞为主要目标的。当然，不同类型的恶性肿瘤，以及恶性肿瘤的不同分期，治疗方法也有很大区别。

下面，我就这些恶性肿瘤的主要治疗方法谈谈自己有限的一点认识，仅供读者参考。

从理论上来说，某些类型的恶性肿瘤，在早期病变阶段，采用中药进行保守治疗，是可以取得较好疗效的。但由于此类治疗方法的确切疗效不好评估，对相关医生的技能水平要求也较高，加上其治法难以在临床中进行大面积的普及推广，这些不利因素都限制了中药的广泛使用。因此，对于有手术机会的恶性肿瘤患者，选择通过外科手术的方法切除其体内的肿瘤还是很有必要的。

对于某些类型的肺癌、乳腺癌等恶性肿瘤，在一定时限内采取肿瘤靶向药控制瘤体，能够使患者体内的肿瘤瘤体缩小，起到治疗效果。

据我的临床观察，靶向药对人体有类激素样的作用机制。它们能够改变人体的循环分布，加强人体上部的供血，减少人体下部的供血。我上面提到的肺癌患者陈山，就是在服用靶向药期间，口腔出现大量溃疡，十个手指几乎都出现了甲沟炎。这些不良反应表明，陈山服用的靶向药大量增加其肺部和上肢的供血，导致这些部位出现动脉血过度灌注的现象。

对于肝肾功能尚好的患者来说，在接受靶向药治疗的前期，他们是可以耐受这些不良反应的，并且还会因为肿瘤的瘤体有所缩小而受到鼓舞，信心大增。因此，这类患者适合在一定时限内接受靶向药的治疗，至于他们的身体状况能够耐受多久的靶向药治疗，取决于他们的肝肾功能可以维持多长时间的正常状态。如果患者的肝肾功能不好，他们就只能接受短时间的靶向药治疗，因为他们的肝肾状态不能耐受长时间的缺血。

由此可见，靶向药的作用效果和作用时间，与患者的肝肾功能状态息息相关。但无论患者的肝肾功能状态如何，都不可能耐受长时间的缺血状态。所以，靶向药对于某些类型的恶性肿瘤来说，短期疗效相对较好。但从长期治疗的角度看，等到患者的肝肾功能无法维持正常生理功能时，靶向药的治疗效果就会大幅下降，患者的免疫力也会出现断崖式下降，病情由此急转直下。

化疗和靶向药类似，也有改变人体循环分布的作用，但化疗对人体肝肾的损伤相较靶向药来说更加明显。陈山在接受了两次化疗后，血液中的谷丙转氨酶值达到281U/L，提示其肝脏严重受损。从陈山的舌头颜色也可窥见一斑。之前我给他面诊时，他舌体的颜色偏红；经过化疗后，舌体颜色就明显变白了。由此可见，化疗药对人体免疫力的损伤是显而易见的。

放疗也是一把"双刃剑"。对于某些难以通过手术切除的肿瘤，放疗是医生可选择的治疗手段之一。经过放疗，患者局部的肿瘤瘤体会有一定程度的缩小。但由于医生在给患者放疗时，射线常常需要穿透正常组织才能抵达瘤体，因此，放疗对于正常组织也会造成损伤。我曾经遇到一位患者，他得的是鼻咽癌，伴有颈部转移。经放疗后，他左颈部的局部组织变硬坏死，形成一个瘘口，一直无法愈合，只能每日用纱布覆盖在瘘口局部吸收渗出液。患者从被查出肿瘤到离世，只有不到两年的时间，令人惋惜。

从以上的论述可知，这些治疗恶性肿瘤的方法既有其优势的一面，也有其明显的不足之处。其治疗优势主要体现在杀灭恶性肿瘤细胞和缩小瘤体上，其不足之处则是没有顾及人体微循环的通畅和核心脏器的功能，使人体免疫力遭受严重损伤。

鉴于此，我们是否可以在这些治疗恶性肿瘤方案的基础上，结合前面我总结出来的诱发人体启动恶性肿瘤发病机制的因素，形成更为科学和全面的恶性肿瘤治疗方案呢？

答案是肯定的。

中枢神经系统指令传导、微循环障碍、核心脏器功能、局部微生态、免疫力等方面的理论在此处同样适用。我们在治疗恶性肿瘤患者的过程中，重点改善以上因素，或许能够提升恶性肿瘤的治疗效果。

例如，患者在接受了肿瘤切除手术后，可以配合使用一些中医治疗方法来加快术后的康复进度和康复效果。患者在术后病情稳定阶段，可以让医生评估其体质状态及肿瘤病理类型，再决定是否需要进行放疗和化疗治疗。同时，患者接受中医药的治疗，改善身体的微循环，清除体内的代谢产物，增强核心脏器功能和免疫力，达到预防肿瘤复发、减轻临床症状、提高生活质量的目的。对于使用靶向药的患者，也可以结合中医药手段，接受联合治疗，以起到减毒增效的作用。前面提到的肺癌患者陈山就是同时服用了靶向药和中药，得到了较好的临床治疗效果。

根据我有限的治疗经验来看，保持患者中枢神经系统指令传导的统一性、改善患者的微循环状态、增强患者的核心脏器功能、清除患者体内的代谢产物和增强患者免疫力，在恶性肿瘤治疗过程中可以起到强大的支持作用。也就是说，只有以上几个方面的情况良好，患者才能承受各种损伤性的治疗。如果患者在以上几个方面的情况不好，就可能在接受各种损伤性治疗的过程中，病情发生恶化，结果必定事与愿违。

　　这就是中医理论所说的"正气存内，邪不可干"在恶性肿瘤治疗中的运用。中医理论高度重视人体的"正气"，也就是现在所说的免疫力。

　　有不少朋友对于"正气"的理解存在一些困惑。我在这里举个通俗的例子来为大家讲解一下，以方便大家理解。

　　假设我们把人体当成一个小区，恶性肿瘤细胞就好像是一个进入小区里的坏人。如果这个小区里的安保人员足够多且尽职尽责，小区内的各种监控设备齐全、功能完好，进来的这个坏人想在小区里做坏事时，很快就会被小区内的安保人员发现并抓获。安保人员会将其赶出小区或扭送到派出所。

如果这个小区的物业经费不足，监控设备老化或缺失，安保人员不履行监督职责，工作态度懒散，玩忽职守，当坏人进入小区时，安保人员便不能及时发现他们，就算发现了也不闻不问，那么坏人就能在小区里安营扎寨、呼朋引伴，甚至还会带来各种武器装备。等到坏人在小区里集结并形成一定规模时，安保人员想要赶走他们就很难了。

在这个案例中，小区里的监控设备和安保人员都属于"正气"。只有"正气"充足，"坏人"（恶性肿瘤细胞）就无法为非作歹。如果正气不足，坏人就会到处横行霸道，伤害他人。由此可见，保持人体正气充足是非常重要的。

当然，中医药在治疗恶性肿瘤的过程中，不只能起到扶助正气、增强人体免疫力的作用。中药里也有许多含有抗肿瘤成分的药物，如鱼腥草、白花蛇舌草、蒲公英等。这些含有抗肿瘤成分的药物在杀灭恶性肿瘤细胞、缩小肿瘤瘤体等方面也有一定的效果。

虽然配合中医药治疗可以提升恶性肿瘤的治疗效果，但我更希望朋友们不要得恶性肿瘤。这就要谈到恶性肿瘤的预防问题。

我们可以采取哪些措施来预防恶性肿瘤的发生呢?

我认为,核心还是要保持人体正气的充足,因为"正气存内,邪不可干"。前面已经说过,中医理论所说的"正气",就相当于"免疫力"。只要保持人体免疫力正常,我们就能降低恶性肿瘤的发病率、推迟恶性肿瘤的发病时间、降低肿瘤的恶性程度,达到预防肿瘤、养生保健的目的。

至于如何提高免疫力,我在前文谈到的养生方法,就是增强免疫力的好办法。朋友们只要按我说的养生方法去践行,持之以恒,必定能对恶性肿瘤起到很好的预防效果。

大家如果想了解更详细的养生方法,敬请期待我的第三本书《梅氏养生四法》。我会在书中详细介绍我的养生思路和具体方法。

结　语

　　从本书开头谈到的发热机制，到中篇论述的高脉管压力综合征，以及最后谈到的恶性肿瘤防治，我们基本上可以得出这样的结论：西医学对于微循环、人体系统、微生态、神经调节和免疫力等方面的生理、病理机制研究已经取得显著成果，其理论体系仍在持续深化。中医学通过千百年来的临床实践，也在这些领域形成了独特的认知视角，其理论合理性亦是历经实践反复验证。中医理论揭示出的某些人体系统规律，与人体的生理、病理规律高度一致，这便是中医科学性的体现。

　　中国医学的未来走向，一定是构建出新医学体系。这套体系以中医学发现的系统规律为框架，西医学发现的微观规律为血肉填充其中，各取所长、兼容并蓄，形成一整套完整的、具有中国特色的新医学体系。在未来的中国，医学理论不分中西医，只有一套完整的医学理论体系，但治疗方法可以分为传统疗法和现代疗法。

当明确了我国的医学发展方向之后，再加上各位同仁和后辈的共同努力，我坚信，我们中国的医学体系将来一定会成为世界上最为耀眼的医学体系。

当我真正领悟到中医学的科学内涵时，内心深处对于中华文明的生命力深感认同。这种文化自信的根基，在于我们躬身践行，潜心研究祖先留下的宝贵财富。只有这样，我们才能切身体会到中华文明不仅承载着悠久历史和深厚文化底蕴，还饱含着能够帮助人类"穿越古今"、启迪未来的高超智慧。当更多人认识到这一点时，中华民族的文化自信必将更加坚定。立足文化自信，我们将在新时代新征程上展现新作为。各位同胞，为了实现这个目标，我们共同努力吧！